（由国家级中医学实验教学示范中心资助）

全国中医药行业高等教育“十三五”创新教材

针灸推拿实训教程

主　编　李　瑛
副主编　彭德忠　赵　凌

中国中医药出版社
·北　京·

图书在版编目（CIP）数据

针灸推拿实训教程 / 李瑛主编. —北京：中国中医药出版社，2020.4（2024.7 重印）
全国中医药行业高等教育“十三五”创新教材
ISBN 978-7-5132-5938-5

Ⅰ.①针… Ⅱ.①李… Ⅲ.①针灸学-中医学院-教材 ②推拿-中医学院-教材
Ⅳ.①R24

中国版本图书馆 CIP 数据核字（2019）第 279178 号

中国中医药出版社出版
北京经济技术开发区科创十三街 31 号院二区 8 号楼
邮政编码 100176
传真 010-64405721
北京盛通印刷股份有限公司印刷
各地新华书店经销

开本 787×1092 1/16 印张 8.5 字数 184 千字
2020 年 4 月第 1 版 2024 年 7 月第 3 次印刷
书号 ISBN 978-7-5132-5938-5

定价 28.00 元
网址 www.cptcm.com

服务热线 010-64405510
购书热线 010-89535836
维权打假 010-64405753

微信服务号 zgzyycbs

微商城网址 https://kdt.im/LIdUGr
官方微博 http://e.weibo.com/cptcm
天猫旗舰店网址 https://zgzyycbs.tmall.com

全国中医药行业高等教育“十三五”创新教材

《针灸推拿实训教程》编委会

主　编　李　瑛

副主编　彭德忠　赵　凌

编　委　（按姓氏笔画排序）

冯　跃　朱　俊　李　瑛　余　阳

张　微　陈　姣　周思远　周海燕

郑倩华　赵　凌　洪肖娟　彭德忠

秘　书　余　阳

主　审　胡幼平

编写说明

全国中医药行业高等教育“十三五”创新教材《针灸推拿实训教程》是根据国务院《中医药健康服务发展规划（2015—2020年）》《教育部等六部门关于医教协同深化临床医学人才培养改革的意见》（教研〔2014〕2号）精神，在国家中医药管理局教材建设工作委员会宏观指导下，以全面提高中医药人才的培养质量、积极与医疗卫生实践接轨、为临床服务为目标，依据中医药行业人才培养规律和实际需求，由国家中医药管理局教材建设工作委员会办公室组织建设的。

《针灸推拿实训教程》是由国家级中医学实验教学示范中心资助、注重临床思维培养和技能训练指导的一本教材，对临床实践具有重要意义。本教材根据经络腧穴学、刺法灸法学、针灸治疗学、推拿手法学、推拿治疗学等课程的国家规划教材内容、教学大纲精心编写而成。本教材的特色是以临床需求为导向，以提高学生实践技能为目标，把针灸、推拿的基础理论渗透到专业技能教学环节中，将基本技能与临床实践有机结合、整体优化，形成较为完善的实践教学体系。在“常用腧穴定位实训”和“常用针灸操作实训”中按身体部位归类整理，能够让学生区分同一部分不同经脉的腧穴，并在操作中能够快速准确地找到腧穴，选择适当的针刺操作手法。

本教材共五章，编写者均为长期从事教学工作的一线教师。第一章第一节、第二节、第三节、第四节由陈姣、余阳编写，第一章第五节、第六节由洪肖娟编写；第二章第一节由李瑛、周思远编写，第二章第二节、第五节、第六节由赵凌编写，第二章第三节、第四节、第七节由周海燕编写；第三章由朱俊编写；第四章第一节由张微、周思远编写，第四章第二节由郑倩华编写，第四章第三节由周思远、郑倩华编写；第五章由彭德忠、冯跃编写。

教材建设是一项长期而复杂的工作，在编写过程中全体人员反复推敲，细心编撰，若有疏漏之处，敬请各院校师生在使用过程中提出宝贵意见，以便今后进一步修订提高。

《针灸推拿实训教程》编委会

2019 年 10 月

目录

第一章　常用腧穴定位实训

第一节　头面部常用腧穴定位

【目的要求】

通过实训，掌握头面部常用腧穴的定位、归经，能够区分同一部位不同经脉的腧穴，在操作中能够快速、准确地找到腧穴。

【器材用具】

橡皮筋、记号笔、酒精棉球等。

一、面部常用腧穴

【基本知识】

（一）腧穴定位

阳白（GB 14）：在头部，眉上1寸，瞳孔直上。

印堂（GV 29）：在头部，两眉毛内侧端中间的凹陷中。

注：左右攒竹（BL 2）连线的中点。

攒竹（BL 2）：在面部，眉头凹陷中，额切迹处。

鱼腰（EX-HN 4）：在头部，瞳孔直上，眉毛中。

丝竹空（TE 23）：在面部，眉梢凹陷中。

注：瞳子髎（GB 1）直上。

睛明（BL 1）：在面部，目内眦内上方，眶内侧壁凹陷中。

注：闭目，在目内眦内上方0.1寸的凹陷中。

承泣（ST 1）：在面部，眼球与眶下缘之间，瞳孔直下。

瞳子髎（GB 1）：在面部，目外眦外侧0.5寸凹陷中。

球后（EX-HN 7）：在面部，眶下缘外1/4与内3/4交界处。

注：承泣（ST 1）的稍外上方。

四白（ST 2）：在面部，眶下孔处。

迎香（LI 20）：在面部，鼻翼外缘中点旁，鼻唇沟中。

巨髎（ST 3）：在面部，横平鼻翼下缘，瞳孔直下。

颧髎（SI 18）：在面部，颧骨下缘，目外眦直下凹陷中。

颊车（ST 6）：在面部，下颌角前上方一横指（中指）。

水沟（GV 26）：在面部，人中沟的上 1/3 与中 1/3 交点处。

口禾髎（LI 19）：在面部，横平人中沟上 1/3 与下 2/3 交点，鼻孔外缘直下。

地仓（ST 4）：在面部，口角旁开 0.4 寸（指寸）。

承浆（CV 24）：在面部，颏唇沟的正中凹陷处。

素髎（GV 25）：在面部，鼻尖的正中央。

（二）常用体表解剖标志和骨度分寸

1. 体表解剖标志 眉头、眉梢、瞳孔、眼球、眶下缘、眶下孔、目内眦、目外眦、鼻翼、鼻唇沟、口角、咬肌、颧骨、颧弓、下颌角、下颌切迹、下颌骨髁状突、颞浅动脉、人中沟、颏唇沟。

2. 体表骨度分寸 眉心至前发际为 3 寸。

【实训方法】

常规取穴方法

实训对象取仰卧或正坐位，闭目。目内眦内侧 0.1 寸再向上 0.1 寸处取足太阳膀胱经的睛明；睛明直上，两眉头凹陷中即足太阳膀胱经的攒竹；两攒竹连线中点取督脉印堂；眉毛中点取经外奇穴鱼腰；眉梢外侧的凹陷处取手少阳三焦经的丝竹空；目外眦外侧，眶骨外侧缘凹陷中取足少阳胆经的瞳子髎。

实训对象取仰卧或正坐位，两目平视。瞳孔直上方，眉毛上 1 寸处取足少阳胆经的阳白；瞳孔直下，眼球与眶下缘之间取足阳明胃经的承泣；在眶下缘外 1/4 与内 3/4 交界处取经外奇穴球后；眶下孔凹陷中取足阳明胃经的四白；横平鼻翼下缘处取足阳明胃经的巨髎；平口角处取足阳明胃经的地仓；目外眦直下，颧骨下缘凹陷处取手太阳小肠经的颧髎；手按于下颌角，下颌角前上方约一横指（中指）处取足阳明胃经的颊车。

实训对象取正坐位。人中沟的上 1/3 与下 2/3 交点处取督脉的水沟；在水沟穴的平行线与鼻孔外缘的下垂线交点处取手阳明大肠经口禾髎；实训对象微笑显示鼻唇沟，于沟中平鼻翼外缘中点处取手阳明大肠经的迎香；颏唇沟中央凹陷处取任脉的承浆；鼻尖正中取督脉的素髎。

二、前头部常用腧穴

【基本知识】

（一）腧穴定位

头临泣（GB 15）：在头部，前发际上 0.5 寸，瞳孔直上。

注：两目平视，瞳孔直上，正当神庭（GV 24）与头维（ST 8）弧形连线（其弧度与前发际弧度相应）的中点处。

头维（ST 8）：在头部，额角发际直上 0.5 寸，头正中线旁开 4.5 寸。

上星（GV 22）：在头部，前发际正中直上 1 寸。

百会（GV 20）：在头部，前发际正中直上 5 寸。

注 1：在前、后发际正中连线的中点向前 1 寸凹陷中。

注 2：折耳，两耳尖向上连线的中点。

四神聪（EX-HN 1）：在头部，百会（GV 20）前后左右各旁开 1 寸，共 4 穴。

注：后神聪在前后发际正中连线的中点处，前顶（GV 21）后 0.5 寸为前神聪。

（二）常用体表解剖标志和骨度分寸

1. 体表解剖标志 瞳孔、眼球、额角发际、耳尖。

2. 体表骨度分寸 前发际至后发际为 12 寸；前额两发角之间为 9 寸。

【实训方法】

（一）常规取穴方法

实训对象取正坐位。在头部前发际上 0.5 寸，瞳孔直上，两目平视，正当督脉神庭与足阳明胃经头维弧形连线（其弧度与前发际弧度相应）的中点处取足少阳胆经的头临泣；头部额角发际直上 0.5 寸，头正中线旁开 4.5 寸取头维；前发际正中直上 1 寸取督脉上星；前发际正中至后发际正中连线中点前 1 寸，即前发际正中直上 5 寸取督脉百会；百会前后左右各 1 寸取经外奇穴四神聪。

（二）简便取穴方法

百会：实训对象取正坐位，微低头，折耳向前，两耳尖连线与头正中线交点处。

三、侧头部常用腧穴

【基本知识】

（一）腧穴定位

下关（ST 7）：在面部，颧弓下缘中央与下颌切迹之间凹陷中。

注：闭口，上关（GB 3）直下，颧弓下缘凹陷中。

耳门（TE 21）：在耳区，耳屏上切迹与下颌骨髁突之间的凹陷中。

注：微张口，耳屏上切迹前的凹陷中，听宫（SI 19）直上。

听宫（SI 19）：在面部，耳屏正中与下颌骨髁突之间的凹陷中。

注：微张口，耳屏正中前缘凹陷中，在耳门（TE 21）与听会（GB 2）之间。

听会（GB 2）：在面部，耳屏间切迹与下颌骨髁突之间的凹陷中。

注：微张口，耳屏间切迹前方的凹陷中，听宫（SI 19）直下。

翳风（TE 17）：在颈部，耳垂后方，乳突下端前方凹陷中。

翳明（EX-HN 14）：在颈部，翳风（TE 17）后1寸。

太阳（EX-HN 5）：在头部，眉梢与目外眦之间，向后约一横指的凹陷中。

注：丝竹空（TE 23）与瞳子髎（GB 1）连线中点向外约一横指处。

（二）常用体表解剖标志

颧弓、下颌切迹、耳屏上切迹、耳屏间切迹、下颌骨髁突、耳屏、目外眦、眉梢。

【实训方法】

（一）常规取穴方法

实训对象取正坐位。在耳前方，当颧弓下缘与下颌切迹所形成的凹陷中取足阳明胃经的下关；耳屏前与下颌骨髁状突的后缘之间凹陷处取手太阳小肠经的听宫；在听宫直上，耳屏上切迹的前方，下颌骨髁状突后缘凹陷处取手少阳三焦经的耳门，张口时此处凹陷明显；耳屏间切迹前可触及一骨，即为下颌骨髁状突，当屏间切迹与下颌骨髁突之间凹陷中取足少阳胆经的听会，张口时此处凹陷明显；耳垂后方，当乳突和下颌角之间凹陷处取手少阳三焦经的翳风；下颌角与乳突骨中间耳垂后凹陷中先定翳风，翳风后1寸取经外奇穴翳明；眉梢与外眼角的连线中点向后约一横指，目眶骨外侧凹陷中取经外奇穴太阳。

（二）简便取穴方法

下关：实训对象取正坐位，耳屏前约二横指（食指、中指并拢），颧骨下凹陷中，张嘴时骨头突起凹陷消失处。

四、后头部常用腧穴

【基本知识】

（一）腧穴定位

哑门（GV 15）：在颈后区，第2颈椎棘突上际凹陷中，后正中线上。

注1：先定风府（GV 16），再于其下0.5寸取本穴。

注2：后发际正中直上0.5寸。

天柱（BL 10）：在颈后区，横平第2颈椎棘突上际，斜方肌外缘凹陷中。

风府（GV 16）：在颈后区，枕外隆凸直下，两侧斜方肌之间凹陷中。

注：正坐，头稍仰，使项部斜方肌松弛，从项后发际正中上推至枕骨而止即是本穴。

风池（GB 20）：在颈后区，枕骨之下，胸锁乳突肌上端与斜方肌上端之间的凹陷中。

注：项部枕骨下两侧，横平风府（GV 16），胸锁乳突肌与斜方肌两肌之间凹陷中。

（二）常用体表解剖标志和骨度分寸

1. 体表解剖标志　第2颈椎棘突、斜方肌、后发际、枕骨、胸锁乳突肌。

2. 体表骨度分寸　耳后乳突之间为9寸。

【实训方法】

常规取穴方法

实训对象取俯卧或俯伏位。在后项部，胸锁乳突肌与斜方肌之间形成一凹沟，在此凹沟的上端，或沿项后斜方肌外缘向上推至推不动处，与风府相平处取足少阳胆经的风池；在后发际正中旁开1.3寸，当项后斜方肌外侧缘取足太阳膀胱经的天柱；实训对象正坐，头稍仰，使项部斜方肌松弛，先从项后发际正中上推至枕骨而止，即枕外隆凸直下，两侧斜方肌之间凹陷处取督脉的风府；风府下0.5寸即后发际正中直上0.5寸取督脉的哑门。

第二节　颈项部常用腧穴定位

【目的要求】

通过实训，掌握颈项部常用腧穴的定位、归经，能够区分同一部位不同经脉的腧穴，在操作中能够快速、准确地找到腧穴。

【器材用具】

橡皮筋、记号笔、酒精棉球等。

【基本知识】

（一）腧穴定位

扶突（LI 18）：在胸锁乳突肌区，横平喉结，胸锁乳突肌前、后缘中间。

天突（CV 22）：在颈前区，胸骨上窝中央，前正中线上。

注：两侧锁骨中间凹陷中。

廉泉（CV 23）：在颈前区，喉结上方，舌骨上缘凹陷中，前正中线上。

（二）常用体表解剖标志和骨度分寸

1. 体表解剖标志　胸锁乳突肌、喉结、胸骨上窝、舌骨、第7颈椎棘突。

2. 体表骨度分寸　后正中线至肩胛骨内侧缘为3寸。

【实训方法】

（一）常规取穴方法

实训对象正坐，头转向一侧，显示出胸锁乳突肌，于其喉结水平线上，胸锁乳突肌的前后缘之间取手阳明大肠经的扶突。

实训对象仰卧，于两锁骨中间，胸骨上窝中央凹陷处取任脉的天突；颈部上方取喉结，喉结之上，舌骨上缘凹陷处取任脉的廉泉。

（二）简便取穴方法

廉泉：两眼平视前方，将拇指指关节横纹放于下颌骨最前端即下巴颏正中，拇指下压，指尖处即本穴。

第三节　胸背部常用腧穴定位

【目的要求】

通过实训，掌握胸部常用腧穴的定位、归经，能够区分同一部位不同经脉的腧穴，在操作中能够快速、准确地找到腧穴。

【器材用具】

橡皮筋、记号笔、酒精棉球等。

一、胸部常用腧穴

【基本知识】

（一）腧穴定位

俞府（KI 27）：在胸部，锁骨下缘，前正中线旁开 2 寸。

中府（LU 1）：在胸部，横平第 1 肋间隙，锁骨下窝外侧，前正中线旁开 6 寸。

注 1：先确定云门（LU 2），中府即在云门（LU 2）下 1 寸。

注 2：横平内侧的库房（ST 14）、彧中（KI 26）、华盖（CV 20），四穴略呈一弧形分布，其弧度与第 1 肋间隙弧度相应。

膻中（CV 17）：在胸部，横平第 4 肋间隙，前正中线上。

天池（PC 1）：在胸部，第 4 肋间隙，前正中线旁开 5 寸。

大包（SP 21）：在胸外侧区，第 6 肋间隙，腋中线上。

注：侧卧举臂，在 6 肋间隙与腋中线的交点处。

日月（GB 24）：在胸部，第 7 肋间隙中，前正中线旁开 4 寸。

注 1：乳头直下，期门（LR 14）下 1 肋。

注 2：女性在锁骨中线与第 7 肋间隙交点处。

（二）常用体表解剖标志和骨度分寸

1. 体表解剖标志　锁骨、锁骨下窝、第 1 肋间隙、第 4 肋间隙、第 6 肋间隙、第 7 肋间隙、乳头、腋中线。

2. 体表骨度分寸　两肩胛骨喙突内侧缘之间 12 寸；两乳头之间 8 寸。

【实训方法】

常规取穴方法

实训对象取仰卧位或正坐位。锁骨下缘处取足少阴肾经的俞府；锁骨外端（肩峰端）下缘三角形凹陷处取手太阴肺经的云门；从云门直向下，摸至与第 1 肋间隙平齐处取手太阴肺经的中府；乳头外侧旁开 1 寸，第 4 肋间隙处取手厥阴心包经的天池。

实训对象取仰卧位，两乳头连线与前正中线交点处（平第 4 肋间）取任脉的膻中。

实训对象取侧卧位，上臂外展，于腋中线与第 6 肋间隙交点处取足太阴脾经的大包；在乳头直下，向下寻摸 3 个肋间，即为第 7 肋间，此处取足少阳胆经的日月。

二、背部常用腧穴

【基本知识】

（一）腧穴定位

大椎（GV 14）：在脊柱区，第 7 颈椎棘突下凹陷中，后正中线上。

定喘（EX-B 1）：在脊柱区，横平第 7 颈椎棘突下，后正中线旁开 0.5 寸。

注：大椎（GV 14）旁开 0.5 寸。

肩井（GB 21）：在肩胛区，第 7 颈椎棘突与肩峰最外侧点连线的中点。

夹脊（EX-B 2）：在脊柱区，第 1 胸椎至第 5 腰椎棘突下两侧，后正中线旁开 0.5 寸，一侧 17 穴。

天宗（SI 11）：在肩胛区，肩胛冈中点与肩胛骨下角连线上 1/3 与下 2/3 交点凹陷中。

风门（BL 12）：在脊柱区，第 2 胸椎棘突下，后正中线旁开 1.5 寸。

肺俞（BL 13）：在脊柱区，第 3 胸椎棘突下，后正中线旁开 1.5 寸。

心俞（BL 15）：在脊柱区，第 5 胸椎棘突下，后正中线旁开 1.5 寸。

至阳（GV 9）：在脊柱区，第 7 胸椎棘突下凹陷中，后正中线上。

膈俞（BL 17）：在脊柱区，第 7 胸椎棘突下，后正中线旁开 1.5 寸。

肝俞（BL 18）：在脊柱区，第 9 胸椎棘突下，后正中线旁开 1.5 寸。

胆俞（BL 19）：在脊柱区，第 10 胸推棘突下，后正中线旁开 1.5 寸。

脾俞（BL 20）：在脊柱区，第 11 胸椎棘突下，后正中线旁开 1.5 寸。

胃俞（BL 21）：在脊柱区，第 12 胸椎棘突下，后正中线旁开 1.5 寸。

膏肓（BL 43）：在脊柱区，第 4 胸椎棘突下，后正中线旁开 3 寸。

注：本穴与内侧的厥阴俞（BL 14）均位于第 4 胸椎棘突下水平。

（二）常用体表解剖标志和骨度分寸

1. 体表解剖标志 第 7 颈椎棘突、肩峰、肩胛冈中点、肩胛骨下角、第 1~12 胸椎棘突。

2. 体表骨度分寸 肩胛骨内侧缘到后正中线为 3 寸。

【实训方法】

常规取穴方法

实训对象取正坐位，在肩胛部，先定出肩胛冈，在冈下窝中央凹陷中与第 4 胸椎相平处取天宗。

实训对象取俯伏位，低头，可见颈背交界处有一高凸的椎骨棘突，随头部左右摇动而转动者为第 7 颈椎棘突，在其下凹陷中取督脉的大椎；大椎旁开 0.5 寸取经外奇穴定喘；从第 7 颈椎棘突下大椎，到肩峰最外侧点，两点连线的中点取足少阳胆经的肩井；自大椎向下依次标记第 1 胸椎棘突下至第 5 腰椎棘突下，各棘突下旁开 0.5 寸为经外奇穴夹脊，一侧 17 个穴位；上肢自然下垂，肩胛骨下角连线约平第 7 胸椎棘突，下缘凹陷处取督脉的至阳；从第 7 颈椎棘突依次向下推摸，可触及第 2、3（第 3 胸椎棘突与肩胛冈内端相平）、5、7（第 7 胸椎棘突与肩胛骨下角相平）胸椎棘突，在各椎棘突下旁开 1.5 寸（后正中线至肩胛骨内缘连线的中点）的垂线上依次取足太阳膀胱经的风门、肺俞、心俞、膈俞；先触及肩胛骨下角，推摸与其相平的第 7 胸椎棘突，从第 7 胸椎棘突依次向下推摸，可触及第 9、10、11、12 胸椎棘突，在各椎棘突下旁开 1.5 寸的垂线上依次取足太阳膀胱经的肝俞、胆俞、脾俞、胃俞；从第 2 胸椎棘突下推摸至第 4 胸椎棘突下旁开，在肩胛骨内缘的垂线上（后正中线与肩胛骨内缘的连线为 3 寸）取足太阳膀胱经的膏肓。

第四节 腰腹部常用腧穴定位

【目的要求】

通过实训，掌握腹部常用腧穴的定位、归经，能够区分同一部位不同经脉的腧穴，在操作中能够快速、准确地找到腧穴。

【器材用具】

橡皮筋、记号笔、酒精棉球等。

一、腹部常用腧穴

【基本知识】

（一）腧穴定位

下脘（CV 10）：在上腹部，脐中上2寸，前正中线上。

中脘（CV 12）：在上腹部，脐中上4寸，前正中线上。

注：剑胸结合与脐中连线的中点处。

梁门（ST 21）：在上腹部，脐中上4寸，前正中线旁开2寸。

注：天枢（ST 25）上4寸，承满（ST 20）下1寸，中脘（CV 12）旁开2寸。

带脉（GB 26）：在侧腹部，第11肋骨游离端垂线与脐水平线的交点上。

注1：尽量收腹，显露肋弓软骨缘，沿此缘向外下方至其底部稍下方可触及第11肋骨游离端。

注2：章门（LR 13）直下，横平神阙（CV 8）。

神阙（CV 8）：在脐区，脐中央。

天枢（ST 25）：在腹部，横平脐中，前正中线旁开2寸。

大横（SP 15）：在腹部，脐中旁开4寸。

注：横平内侧的天枢（ST 25）、肓俞（KI 16）、神阙（CV 8）。

中极（CV 3）：在下腹部，脐中下4寸，前正中线上。

关元（CV 4）：在下腹部，脐中下3寸，前正中线上。

气海（CV 6）：在下腹部，脐中下1.5寸，前正中线上。

归来（ST 29）：在下腹部，脐中下4寸，前正中线旁开2寸。

注：横平内侧的大赫（KI 12）、中极（CV 3）。

提托：关元穴旁开4寸。

子宫（EX-CA 1）：在下腹部，脐中下4寸，前正中线旁开3寸。

注：胃经线与脾经线中间，横平中极（CV 3）。

三角灸（EX-CA 2）：以患者两口角的长度为一边，作一等边三角形，将顶角置于患者脐心，底边呈水平线，于两底角处取穴。

（二）常用体表解剖标志和骨度分寸

1. 体表解剖标志 脐中、剑胸结合、第11肋骨游离端、耻骨联合。

2. 体表骨度分寸 剑胸结合中点至脐中为8寸；脐中至耻骨联合上缘为5寸。

【实训方法】

常规取穴方法

实训对象取仰卧位，实训者一手按于剑胸结合，一手按于脐中，将其连线分为8等份，每一等份是1寸。从乳头至胸骨中线的连线中点向下作垂线，该连线上脐旁取足阳明胃经的天枢(脐中旁开2寸)；乳中线与脐水平线交点处取足太阴脾经的大横；天枢与剑胸结合连线的中点取足阳明胃经的梁门(天枢上4寸)；尽量收腹，显露肋弓软骨缘，沿边缘推至侧腹部近腋中线处可触及第11肋骨游离端，在11肋骨游离端垂线与脐水平线的交点处取足少阳胆经的带脉；一手无名指按于天枢穴，另一手无名指按于耻骨联合上缘后再向外移至天枢垂线水平，两手的食指、中指、无名指自然等距将其连线分为5等份，每一份是1寸，天枢下4寸取足阳明胃经的归来；肚脐中央取任脉的神阙；以一手无名指按于神阙穴，另一手无名指按于耻骨联合上缘中点（曲骨），两手的食指、中指、无名指自然等距将神阙和曲骨分为5等份，每一份为1寸，其中下4寸取任脉的中极，下3寸取任脉的关元，神阙与关元中点取任脉的气海；在关元穴旁开4寸取经外奇穴提托；在中极穴旁，从前正中线至乳头连线的内3/4与外1/4交点处向下做垂线，平中极穴处取经外奇穴子宫(中极旁开3寸)；将剑胸结合部至神阙分为2等份，中点即任脉的中脘，再按照等分的方法将中脘上下各分4等份，每一个等分点上定一个穴，自神阙向上第2个腧穴取任脉的下脘；以患者两口角的长度为一边，作一等边三角形，将顶角置于患者脐心，底边呈水平线，于两底角处取经外奇穴三角灸。

二、腰部常用腧穴

【基本知识】

（一）腧穴定位

命门（GV 4）：在脊柱区，第2腰椎棘突下凹陷中，后正中线上。

肾俞（BL 23）：在脊柱区，第2腰椎棘突下，后正中线旁开1.5寸。

注：先定第12胸椎棘突，下数第2个棘突，即第2腰椎棘突。

志室（BL 52）：在腰区，第2腰椎棘突下，后正中线旁开3寸。

注：本穴与内侧的肾俞（BL 23）、命门（GV 4）均位于第2腰椎棘突下水平。

腰阳关（GV 3）：在脊柱区，第4腰椎棘突下凹陷中，后正中线上。

大肠俞（BL 25）：在脊柱区，第4腰椎棘突下，后正中线旁开1.5寸。

膀胱俞（BL 28）：在骶区，横平第2骶后孔，骶正中嵴旁开1.5寸。

注：横平次髎（BL 32）。

次髎（BL 32）：在骶区，正对第2骶后孔中。

注：髂后上棘与第2骶椎棘突连线的中点凹陷处，即第2骶后孔。

长强（GV 1）：在会阴区，尾骨下方，尾骨端与肛门连线的中点处。

腰眼（EX-B 7）：在腰区，横平第4腰椎棘突下，后正中线旁开约3.5寸凹陷中。

注：直立时，约横平腰阳关（GV 3）两侧呈现的圆形凹陷中。

秩边（BL 54）：在骶区，横平第4骶后孔，骶正中嵴旁开3寸。

注：本穴位于骶管裂孔旁开3寸，横平白环俞（BL 30）。

（二）常用体表解剖标志和骨度分寸

1. 体表解剖标志 第2腰椎棘突、第4腰椎棘突、第2骶后孔、尾骨端、肛门、第

4 骶后孔、骶正中嵴。

2. 体表骨度分寸　肩胛骨内侧缘至后正中线为 3 寸。

【实训方法】

(一) 常规取穴方法

实训对象取俯卧位，在腰部先定两髂嵴最高点，其连线中点为第 4 腰椎棘突，在其上下依次可推摸到第 2、4 腰椎棘突，第 2 腰椎棘突下凹陷处为督脉的命门；第 4 腰椎棘突下凹陷处为督脉的腰阳关；第 4 腰椎棘突旁开约 3.5 寸的凹陷中取经外奇穴腰眼；在第 2、4 腰椎棘突下旁开 1.5 寸处取足太阳膀胱经的肾俞、大肠俞；在第 2 腰椎棘突下旁开 3 寸取足太阳膀胱经的志室；先在髂嵴最高点向下方骶角两侧循摸到髂后上棘，髂后上棘内下方第 2 骶后孔的凹陷处取足太阳膀胱经的次髎；平该孔后正中线旁开 1.5 寸取足太阳膀胱经的膀胱俞；由第 3 骶后孔向内下循摸到第 4 骶后孔，平第 4 骶后孔后正中线旁开 3 寸取足太阳膀胱经的秩边。

实训对象跪伏，取膝胸位，肛门与尾骨端连线中点取督脉的长强。

(二) 简便取穴方法

次髎：①患者俯卧或侧卧，先找出两侧髂后上棘，在此棘内下方约 1.3cm 处即为第 2 骶后孔。②医生以食指尖按在患者第 1 骶椎棘突旁开 2.5cm 处，小指按在骶骨角的上方，中指与无名指相等距离分开按放，中指所按处为第 2 骶后孔。

第五节　上肢部常用腧穴定位

【目的要求】

通过实训，掌握上肢部常用腧穴的定位、归经，能够区分同一部位不同经脉的腧穴，在操作中能够快速、准确地找到腧穴。

【器材用具】

橡皮筋、记号笔、酒精棉球等。

一、指尖部常用腧穴

【基本知识】

(一) 腧穴定位

少商（LU 11)：在手指，拇指末节桡侧，指甲根角侧上方 0.1 寸（指寸）。

少冲（HT 9)：在手指，小指末节桡侧，指甲根角侧上方 0.1 寸（指寸）。

中冲（PC 9)：在手指，中指末端最高点。

商阳（LI 1）：在手指，食指末节桡侧，指甲根角侧上方 0.1 寸（指寸）。

少泽（SI 1）：在手指，小指末节尺侧，指甲根角侧上方 0.1 寸（指寸）。

关冲（TE 1）：在手指，第 4 指末节尺侧，指甲根角侧上方 0.1 寸（指寸）。

十宣（EX-UE 11）：在手指，十指尖端，距指甲游离缘 0.1 寸（指寸），左右共 10 穴。

（二）常用体表解剖标志

指甲根角、中指端、指甲游离缘。

【实训方法】

常规取穴方法

实训对象仰掌，手指自然伸直。实训者在其中指尖端取手厥阴心包经的中冲，在其手大指和小指桡侧指甲角侧上方（沿角水平线方向）0.1 寸取手太阴肺经的少商和手少阴心经的少冲。

实训对象仰掌，手指自然弯曲，做五指抓物状。实训者在其食指桡侧指甲角侧上方（沿角水平线方向）0.1 寸取手阳明大肠经的商阳；在其手小指尺侧指甲角侧上方（沿角水平线方向）0.1 寸取手太阳小肠经少泽；在其无名指尺侧指甲角侧上方（沿角水平线方向）0.1 寸取手少阳三焦经的关冲。

实训对象仰掌，十指微屈，在手十指尖端，距指甲游离缘 0.1 寸取十宣。

二、掌指关节部常用腧穴

【基本知识】

（一）腧穴定位

四缝（EX-UE 10）：在手指，第 2~5 指掌面的近侧指间关节横纹的中央，一手 4 穴。

八邪（EX-UE 9）：在手背，第 1~5 指间，指蹼缘后方赤白肉际处，左右共 8 穴。

三间（LI 3）：在手背，第 2 掌指关节桡侧近端凹陷中。

中渚（TE 3）：在手背，第 4、5 掌骨间，第 4 掌指关节近端凹陷中。

后溪（SI 3）：在手内侧，第 5 掌指关节尺侧近端赤白肉际凹陷中。

鱼际（LU 10）：在手外侧，第 1 掌骨桡侧中点赤白肉际处。

合谷（LI 4）：在手背，第 2 掌骨桡侧的中点处。

劳宫（PC 8）：在掌区，横平第 3 掌指关节近端，第 2、3 掌骨之间偏于第 3 掌骨。

外劳宫（EX-UE 8）：在手背，第 2、3 掌骨间，掌指关节后 0.5 寸（指寸）凹陷中。

腰痛点（EX-UE 7）：在手背，第 2、3 掌骨间及第 4、5 掌骨间，腕背侧远端横纹与掌指关节的中点处，一手2穴。

（二）常用体表解剖标志

第1掌骨、赤白肉际，第2掌指关节，第4、5掌骨，第5掌指关节，第2、3掌骨、指蹼缘。

【实训方法】

（一）常规取穴方法

实训对象仰掌，手指伸直，在第2~5指掌侧，近端指关节横纹的中央取经外奇穴四缝，左右共8穴；第1掌指关节后方、第1掌骨中点内侧边赤白肉际处取手太阴肺经鱼际；第2、3掌指关节后方，中指自然弯曲与掌心相交处，在第2、3掌骨之间，偏于第3掌骨桡侧边处取手厥阴心包经劳宫。

实训对象自然握拳，在手背侧，第1~5指间，指蹼缘后方赤白肉际处取经外奇穴八邪；循食指桡侧赤白肉际找到第2掌指关节，于第2掌指关节后方凹陷处取手阳明大肠经三间；定出第2掌骨的中点，于第2掌骨中点的桡侧取手阳明大肠经合谷；在手背第2、3掌骨之间，掌指关节后0.5寸凹陷中取经外奇穴外劳宫；在手背部的第4、5掌指关节之间的后方凹陷处取手少阳三焦经中渚；在第5掌指关节后向外突起的掌横纹头处取后溪；伸指伏掌，在手背，第2、3掌骨间及第4、5掌骨间，腕背侧远端横纹与掌指关节的中点处取经外奇穴腰痛点，一手2穴。

（二）简便取穴方法

合谷：以一手拇指的指间关节横纹正对另一手拇食指之间的指蹼缘上，压向第2掌骨方向，当拇指尖所指处是穴。

八邪：十指并拢时，手背各指间缝纹头处。

三、腕部常用腧穴

【基本知识】

（一）腧穴定位

太渊（LU 9）：在腕前区，桡骨茎突与舟状骨之间，拇长展肌腱尺侧凹陷中。

神门（HT 7）：在腕前区，腕掌侧远端横纹尺侧端，尺侧腕屈肌腱的桡侧缘。

大陵（PC 7）：在腕前区，腕掌侧远端横纹中，掌长肌腱与桡侧腕屈肌腱之间。

阳溪（LI 5）：在腕区，腕背侧远端横纹桡侧，桡骨茎突远端，解剖学“鼻咽窝”凹陷中。

腕骨（SI 4）：在腕区，第5掌骨底与三角骨之间的赤白肉际凹陷中。

阳池（TE 4）：在腕后区，腕背侧远端横纹上，指伸肌腱的尺侧缘凹陷中。

（二）常用体表解剖标志

桡骨茎突、舟状骨、腕横纹、拇长展肌腱、尺侧腕屈肌腱、掌长肌腱、桡侧腕屈肌腱、掌骨底、三角骨、赤白肉际、指伸肌腱。

【实训方法】

常规取穴方法

三阴经取穴：以两骨、两筋、一横纹为标志取穴。两骨指大多角骨和豌豆骨；两筋是指掌长肌腱和桡侧腕屈肌腱；一横纹是指腕横纹。实训对象手臂自然前伸，仰掌握拳，太渊、神门、大陵三穴都在腕横纹上。在掌后第1横纹，大多角骨的桡侧下缘，桡动脉搏动处取手太阴肺经太渊；在豌豆骨上缘桡侧凹陷中取手少阴心经的神门；在两筋之间，腕掌横纹中点处取手厥阴心包经的大陵。

三阳经取穴：筋骨间取穴。实训对象前臂平伸，俯掌，五指用力张开。实训者竖掌屈肘用力翘拇指，在腕背横纹桡侧两筋（拇短伸肌腱和拇长伸肌腱）之间凹陷处取手阳明大肠经的阳溪；在手掌尺侧，从后溪向上沿掌骨直推至一突起骨，于两骨（第5掌骨基底和钩骨）之间凹陷中取手太阳小肠经腕骨；实训者手腕背伸，在腕背横纹中部，两筋（伸小指固有肌腱和指总伸肌腱）之间取手少阳三焦经的阳池。

四、前臂部常用腧穴

【基本知识】

（一）腧穴定位

孔最（LU 6）：在前臂前区，腕掌侧远端横纹上7寸，尺泽（LU 5）与太渊（LU 9）连线上。

列缺（LU 7）：在前臂，腕掌侧远端横纹上1.5寸，拇短伸肌腱与拇长展肌腱之间，拇长展肌腱沟的凹陷中。

通里（HT 5）：在前臂前区，腕掌侧远端横纹上1寸，尺侧腕屈肌腱的桡侧缘。

阴郄（HT 6）：在前臂前区，腕掌侧远端横纹上0.5寸，尺侧腕屈肌腱的桡侧缘。

间使（PC 5）：在前臂前区，腕掌侧远端横纹上3寸，掌长肌腱与桡侧腕屈肌腱之间。

内关（PC 6）：在前臂前区，腕掌侧远端横纹上2寸，掌长肌腱与桡侧腕屈肌腱之间。

偏历（LI 6）：在前臂，腕背侧远端横纹上3寸，阳溪（LI 5）与曲池（LI 11）连线上。

手三里（LI 10）：在前臂，肘横纹下2寸，阳溪（LI 5）与曲池（LI 11）连线上。

支正（SI 7）：在前臂后区，腕背侧远端横纹上5寸，尺骨尺侧与尺侧腕屈肌之间。

外关（TE 5）：在前臂后区，腕背侧远端横纹上 2 寸，尺骨与桡骨间隙中点。

支沟（TE 6）：在前臂后区，腕背侧远端横纹上 3 寸，尺骨与桡骨间隙中点。

臂中：腕横纹至肘横纹的中点，桡骨与尺骨之间。

（二）常用体表解剖标志和骨度分寸

1. 体表解剖标志 拇短伸肌腱、拇长展肌腱、尺侧腕屈肌腱、掌长肌腱、桡侧腕屈肌腱、肘横纹、尺骨、桡骨、腕背横纹、腕掌横纹。

2. 体表骨度分寸 肘横纹至腕横纹为 12 寸，肘横纹（肘尖）至腕背横纹为 12 寸。

【实训方法】

（一）常规取穴方法

骨边、筋边、筋间取穴：实训对象手臂自然前伸，仰掌握拳。在腕横纹上 7 寸，桡骨的尺侧边取手太阴肺经的孔最；在阳溪穴上 1.5 寸的桡骨茎突中部凹陷处取手太阴肺经的列缺；阴郄、通里都在尺侧腕屈肌腱的桡侧边，在其腕横纹上 0.5 寸处取手少阴心经的阴郄，腕横纹上 1 寸处取手少阴心经的通里；内关、间使都在掌长肌腱和桡侧腕屈肌腱之间，大陵与曲泽的连线上，在其腕横纹上 2 寸处取手厥阴心包经的内关，腕横纹上 3 寸处取手厥阴心包经的间使。

骨边、骨间、骨两边取穴：实训对象屈肘 90°，前臂置于胸前，掌心向内，实训者将其阳溪与曲池沿着前臂部肌肉隆起的高点连成一条弧线，在腕横纹上 3 寸处取手阳明大肠经的偏历；肘横纹下 2 寸处取手阳明大肠经的手三里；实训对象俯掌，肘部伸直，在阳谷与小海的连线中点下 1 寸处取手太阳小肠经的支正（腕背横纹上 5 寸）；实训对象屈肘，掌心向胸，将阳池与肘尖沿尺、桡骨之间连成线，现在此连线上取中点为经外奇穴臂中；再将该中点到腕背横纹之间分为 3 等份，每份为 2 寸，于远端 1/3 与近端 2/3 的尺骨与桡骨之间取手少阳三焦经的外关（腕背横纹上 2 寸）；取阳池与肘尖连线中点，再从该点到腕背横纹的连线取中点，尺骨与桡骨之间为手少阳三焦经的支沟（腕背横纹上 3 寸）。

（二）简便取穴方法

列缺：①左右两手虎口交叉，一手食指压在另一手的桡骨茎突上，当食指尖到达之处是穴。②立掌，把拇指向外上方翘起，先取两筋之间的阳溪穴，在阳溪穴上 1.5 寸的桡骨茎突中部有一凹陷即是本穴。

五、肘关节部常用腧穴

【基本知识】

（一）腧穴定位

尺泽（LU 5）：在肘区，肘横纹上，肱二头肌腱桡侧缘凹陷中。

少海（HT 3）：在肘前区，横平肘横纹，肱骨内上髁前缘。
曲泽（PC 3）：在肘前区，肘横纹上，肱二头肌腱的尺侧缘凹陷中。
曲池（LI 11）：在肘区，尺泽（LU 5）与肱骨外上髁连线的中点处。

（二）常用体表解剖标志

肘横纹、肱二头肌腱、肱骨内上髁、肱骨外上髁。

【实训方法】

（一）常规取穴方法

在横纹、纹头、筋两边取穴：实训对象手臂前伸，仰掌，肘关节微屈，在其肘横纹上，中点有一粗而硬的肌腱（肱二头肌腱），在其桡侧缘取手太阴肺经的尺泽；在其（肱二头肌腱）尺侧缘取手厥阴心包经的曲泽；实训对象屈肘，在肘横纹内侧端与肱骨内上髁连线的中点处取手少阴心经的少海。

以纹头、肘尖为标志取穴：实训对象屈肘至最大限度，于肘横纹桡侧端凹陷中（尺泽与肱骨外上髁之间）取手阳明大肠经的曲池，或90°屈肘，于肘横纹外侧端凹陷中取曲池。

（二）简便取穴方法

少海：实训对象屈肘，于肘横纹内侧端处取穴。

六、上臂部及肩关节部常用腧穴

【基本知识】

（一）腧穴定位

臂臑（LI 14）：在臂部，曲池（LI 11）上7寸，三角肌前缘处。
极泉（HT 1）：在腋区，腋窝中央，腋动脉搏动处。
肩髃（LI 15）：在三角肌区，肩峰外侧缘前端与肱骨大结节两骨间凹陷中。
肩髎（TE 14）：在三角肌区，肩峰角与肱骨大结节两骨间凹陷中。
肩前：在肩前区，正坐垂肩，腋前皱襞顶端与肩髃连线的中点。

（二）常用体表解剖标志和骨度分寸

1. 体表解剖标志 三角肌、腋窝、腋动脉、肩峰外侧缘、肱骨大结节、肩峰角、腋前皱襞。

2. 体表骨度分寸 腋前、后纹头至肘横纹（平肘尖）为9寸。

【实训方法】

（一）常规取穴方法

实训对象上臂自然下垂，在其三角肌的前下缘与肱骨的交点处（在曲池与肩髃的连线上）取手阳明大肠经的臂臑。

实训对象取正坐位或仰卧位，上臂外展上抬露出腋部，于腋窝正中腋动脉搏动处取手少阴心经极泉。

实训对象上臂外展平举，在其肩部前方凹陷处取手阳明大肠经的肩髃，后方凹陷处取手少阳三焦经的肩髎；或实训对象手臂自然下垂，在其锁骨肩峰的前缘直下骨下凹陷处取肩髃，后缘直下骨下凹陷处取肩髎。

实训对象手臂自然下垂，在其腋前皱襞顶端与肩髃连线的中点取肩前。

（二）简便取穴方法

肩髎：①上臂外展平举时，肩关节部可呈现两个凹陷，后一个凹陷中即是此穴。②垂肩，于锁骨肩峰端后缘直下约2寸，当肩峰肱骨大结节之间处取之。

第六节 下肢部常用腧穴定位

【目的要求】

通过实训，掌握下肢部常用腧穴的定位、归经，能够区分同一部位不同经脉的腧穴，在操作中能够快速、准确地找到腧穴。

【器材用具】

橡皮筋、记号笔、酒精棉球等。

一、趾尖部常用腧穴

【基本知识】

（一）腧穴定位

隐白（SP 1）：在足趾，大趾末节内侧，趾甲根角侧后方0.1寸（指寸）。
大敦（LR 1）：在足趾，大趾末节外侧，趾甲根角侧后方0.1寸（指寸）。
厉兑（ST 45）：在足趾，第2趾末节外侧，趾甲根角侧后方0.1寸（指寸）。
足窍阴（GB 44）：在足趾，第4趾末节外侧，趾甲根角侧后方0.1寸（指寸）。
至阴（BL 67）：在足趾，小趾末节外侧，趾甲根角侧后方0.1寸（指寸）。

（二）常用体表解剖标志

趾甲根角。

【实训方法】

常规取穴方法

实训对象自然伸足，实训者在其足大趾内侧趾甲角的根部取足太阴脾经的隐白；在足大趾外侧趾甲角的根部取足厥阴肝经的大敦；在足大趾次趾趾甲角外侧的根部取足阳明胃经的厉兑；在足小趾次趾趾甲角外侧的根部取足少阳胆经的足窍阴；在足小趾趾甲角外侧的根部取足太阳膀胱经的至阴。

二、跖趾关节部常用腧穴

【基本知识】

（一）腧穴定位

八风（EX-LE 10）：在足背，第 1~5 趾间，趾蹼缘后方赤白肉际处，左右共 8 穴。

太白（SP 3）：在跖区，第 1 跖趾关节近端赤白肉际凹陷中。

公孙（SP 4）：在跖区，第 1 跖骨底的前下缘赤白肉际处。

内庭（ST 44）：在足背，第 2、3 趾间，趾蹼缘后方赤白肉际处。

太冲（LR 3）：在足背，第 1、2 跖骨间，跖骨底结合部前方凹陷中，或触及动脉搏动。

足临泣（GB 41）：在足背，第 4、5 跖骨底结合部的前方，第 5 趾长伸肌腱外侧凹陷中。

然谷（KI 2）：在足内侧，足舟骨粗隆下方，赤白肉际处。

涌泉（KI 1）：在足底，屈足卷趾时足心最凹陷中。

（二）常用体表解剖标志

跖趾关节、赤白肉际、第 1 跖骨底、趾蹼缘、跖骨底结合部、足舟骨粗隆、第 5 趾长伸肌腱。

【实训方法】

常规取穴方法

实训对象自然伸足，在足背侧第 1 至第 5 趾间，趾蹼缘后方赤白肉际处取经外奇穴八风；仰卧，脚略外旋，在第 1 跖趾关节内侧后下缘赤白肉际凹陷处取足太阴脾经太白；再沿第 1 跖骨内侧向后推按至基底部突起处前下方取足太阴脾经公孙；自然伸足，在第 2、3 趾间，趾蹼缘后方赤白肉际取足阳明胃经内庭；在足背第 1、2 跖骨间的后方，靠近该两骨交接点的凹陷处取足厥阴肝经太冲；用手指沿足背第 4、5 跖骨之间向上（踝部）推，至第 4、5 跖骨基底结合部的前方，在第 5 趾长伸肌腱（小趾背伸时显现）的外侧凹陷处取足少阳胆经足临泣；抬足，暴露足底，在卷足时足前部凹陷处，约当足底第 2、3 趾趾缝纹头端与足跟连线的前 1/3 与后 2/3 交点上取足少阴肾经的涌泉；自然伸足，在足内踝前下方可触及舟骨粗隆的隆起，其下方赤白肉际处取足少阴肾经然谷。

三、足踝部常用腧穴

【基本知识】

（一）腧穴定位

照海（KI 6）：在踝区，内踝尖下 1 寸，内踝下缘边际凹陷中。

大钟（KI 4）：在跟区，内踝后下方，跟骨上缘，跟腱附着部前缘凹陷中。

太溪（KI 3）：在踝区，内踝尖与跟腱之间的凹陷中。

解溪（ST 41）：在踝区，踝关节前面中央凹陷中，当踇长伸肌腱与趾长伸肌腱之间。

丘墟（GB 40）：在踝区，外踝的前下方，趾长伸肌腱的外侧凹陷中。

申脉（BL 62）：在踝区，外踝尖直下，外踝下缘与跟骨之间凹陷中。

昆仑（BL 60）：在踝区，外踝尖与跟腱之间的凹陷中。

（二）常用体表解剖标志

内踝尖、外踝尖、跟骨、趾长伸肌腱、踇长伸肌腱、跟腱。

【实训方法】

（一）常规取穴方法

实训对象自然伸足，在其足背横纹和外踝尖的前、后、下分别取足阳明胃经的解溪、足少阳胆经的丘墟、足太阳膀胱经的昆仑和申脉；在外踝尖前方，足背与小腿交界处的横纹中央凹陷，当踇长伸肌腱与趾长伸肌腱之间取解溪；在外踝前缘、下缘交点处，当趾长伸肌腱的外侧凹陷处取丘墟；在外踝尖直下，外踝下缘下 0.5 寸凹陷内取申脉；在外踝尖与跟腱后缘之间的中点处取昆仑；在内踝高点与跟腱之间的凹陷处取足少阴肾经太溪；太溪下 0.5 寸稍许，当跟腱附着部内侧前缘处取足少阴肾经大钟；直对内踝高点内踝下缘凹陷处取足少阴肾经照海。

（二）简便取穴方法

照海：由内踝高点向下推至内踝下缘凹陷处。

四、小腿部常用腧穴

【基本知识】

（一）腧穴定位

三阴交（SP 6）：在小腿内侧，内踝尖上 3 寸，胫骨内侧缘后际。

阴陵泉（SP 9）：在小腿内侧，胫骨内侧髁下缘与胫骨内侧缘之间的凹陷中。

复溜（KI 7）：在小腿内侧，内踝尖上 2 寸，跟腱的前缘。

悬钟（GB 39）：在小腿外侧，外踝尖上 3 寸，腓骨前缘。

光明（GB 37）：在小腿外侧，外踝尖上 5 寸，腓骨前缘。

飞扬（BL 58）：在小腿后区，昆仑（BL 60）直上 7 寸，腓肠肌外下缘与跟腱移行处。

承山（BL 57）：在小腿后区，腓肠肌两肌腹与肌腱交角处。

丰隆（ST 40）：在小腿外侧，外踝尖上 8 寸，胫骨前肌的外缘。

下巨虚（ST 39）：在小腿外侧，犊鼻（ST 35）下 9 寸，犊鼻（ST 35）与解溪（ST 41）连线上。

上巨虚（ST 37）：在小腿外侧，犊鼻（ST 35）下 6 寸，犊鼻（ST 35）与解溪（ST 41）连线上。

足三里（ST 36）：在小腿外侧，犊鼻（ST 35）下 3 寸，犊鼻（ST 35）与解溪（ST 41）连线上。

阳陵泉（GB 34）：在小腿外侧，腓骨头前下方凹陷中。

胆囊（EX-LE 6）：在小腿外侧，腓骨头直下 2 寸。

阑尾（EX-LE 7）：在小腿外侧，髌韧带外侧凹陷下 5 寸，胫骨前嵴外一横指（中指）。

（二）常用体表解剖标志和骨度分寸

1. 体表解剖标志 胫骨内侧髁、胫骨内侧缘、腓骨、腓肠肌、胫骨前肌、腓骨头、髌韧带。

2. 体表骨度分寸 膝中至外踝尖为 16 寸，胫骨内侧髁下方至内踝尖为 13 寸。

【实训方法】

（一）常规取穴方法

在骨边、骨中、筋边取穴。实训对象取自然坐位，膝关节屈曲。在小腿内侧，内踝尖上 2 寸，跟腱的前缘取足少阴肾经的复溜；在内踝尖上 3 寸（横指同身寸法），胫骨内侧缘后方取足太阴脾经的三阴交；外踝尖上 3 寸（横指同身寸法），腓骨前缘取足少阳胆经的悬钟；在外踝尖上 5 寸（外踝尖到腘横纹连线的下 1/4 处下 1 寸），腓骨前缘取足少阳胆经的光明；委中与昆仑水平线连线中点外下方 1 寸处，直对昆仑穴取足太阳膀胱经飞扬；在小腿后面正中，当伸直小腿或足跟上提时于腓肠肌腹下出现的尖角凹陷处取足太阳膀胱经承山；实训对象下肢略外展，先摸到膝关节内下方的胫骨内侧髁后缘，直向下凹陷中取足太阴脾经的阴陵泉；在小腿外侧近膝部，腓骨头前下方凹陷中取足少阳胆经阳陵泉；腓骨头直下 2 寸处取经外奇穴胆囊。

实训对象屈膝，在犊鼻与解溪连线上，约当胫骨前嵴外一横指（中指），犊鼻下 3

寸处取足阳明胃经的足三里；犊鼻与解溪连线上，犊鼻下 5 寸（将犊鼻至外踝尖分为 4 等份，上 1/4 与下 3/4 交点再向下 1 寸）处取经外奇穴阑尾；犊鼻与解溪连线上，犊鼻下 6 寸处取足阳明胃经的上巨虚；犊鼻与解溪连线上，犊鼻下 9 寸处取足阳明胃经的下巨虚；犊鼻下 8 寸（腘横纹到外踝尖的中点为 8 寸），距胫骨前嵴外两横指（中指）处取足阳明胃经丰隆。

（二）简便取穴方法

承山：直立，足尖着地，足跟用力上提，小腿后正中出现“人”字形凹陷，凹陷中取穴。

五、膝关节部常用腧穴

【基本知识】

（一）腧穴定位

委中（BL 40）：在膝后区，腘横纹中点。

委阳（BL 39）：在膝部，腘横纹上，股二头肌腱的内侧缘。

鹤顶（EX-LE 2）：在膝前区，髌底中点的上方凹陷中。

膝眼（EX-LE 5）：屈膝，在髌韧带两侧凹陷处，在内侧的称为内膝眼，在外侧的称为外膝眼（犊鼻）。

（二）常用体表解剖标志

腘横纹、股二头肌腱、髌底。

【实训方法】

常规取穴方法

实训对象取俯卧位，在腘横纹中点，于股二头肌肌腱与半腱肌肌腱的中间取足太阳膀胱经委中；微屈膝，在腘横纹外侧端，股二头肌腱内侧取足太阳膀胱经委阳；实训对象端坐屈膝，实训者在其髌底上缘中点的凹陷处取经外奇穴鹤顶；在髌韧带两侧凹陷处取经外奇穴膝眼，内侧为内膝眼，外侧为外膝眼。

六、大腿部常用腧穴

【基本知识】

（一）腧穴定位

曲泉（LR 8）：在膝部，腘横纹内侧端，半腱肌肌腱内缘凹陷中。

血海（SP 10）：在股前区，髌底内侧端上 2 寸，股内侧肌隆起处。

百虫窝（EX-LE 3）：在股前区，髌底内侧端上 3 寸。

梁丘（ST 34）：在股前区，髌底上 2 寸，股外侧肌与股直肌腱之间。

风市（GB 31）：在股部，直立垂手，掌心贴于大腿时，中指尖所指凹陷中，髂胫束后缘。

环跳（GB 30）：在臀区，股骨大转子最凸点与骶管裂孔连线的外 1/3 与内 2/3 交点处。

（二）常用体表解剖标志和骨度分寸

1. 体表解剖标志　半腱肌腱、髌底内侧端、股内侧肌、股外侧肌、股直肌、股骨大转子、骶管裂孔。

2. 体表骨度分寸　股骨大转子高点至腘横纹为 19 寸，耻骨联合上缘至髌底为 18 寸。

【实训方法】

（一）常规取穴方法

实训对象仰卧、屈膝，在腘横纹内侧端，股骨内侧髁后缘半腱肌、半膜肌止端的前缘，半腱肌腱的内缘凹陷中取足厥阴肝经曲泉；实训对象端坐屈膝，实训者先摸按到实训对象膝关节上方的髌底内侧角，从髌底内侧角向上量取 3 寸（横指同身寸）处取经外奇穴百虫窝；再将 3 寸分成三等份，当上 1/3 与下 2/3 交点处取足太阴脾经的血海；侧卧，在髂前上棘至髌底外侧端的连线上，髌底上 2 寸处取足阳明胃经的梁丘；侧卧，上腿屈髋屈膝，下腿伸直，在骶管裂孔与股骨大转子最高点连线的内 2/3 与外 1/3 交点处取足少阳胆经环跳；伸髋，身体保持一直线，垂手，掌心贴于大腿外侧中线上，中指尖所至之处，髂胫束后缘取足少阳胆经风市。

（二）简便取穴方法

血海：端坐，屈膝 90°，实训者以左手掌心按于其右膝髌骨上缘，第 2~5 指向上伸直，拇指约呈 45°向内上斜置，拇指尖下是穴（此法要求医患手掌大小基本相同，或视情况增减）。

曲泉：正坐，屈膝 90°，在膝关节内侧纹头直上，半腱肌上方凹陷中。

第二章　常用针灸操作实训

第一节　针灸操作基本知识

针灸操作主要包括毫针法、灸法、拔罐法、三棱针法、皮肤针法、电针法、穴位注射法等内容。

一、毫针法

（一）持针法

根据用指多少、握持部位及双手的配合，可分为两指持针法、三指持针法、四指持针法、持针体法、双手持针法，其中三指持针法临床最为常用。

1. 两指持针法　是指医师用刺手拇、食两指指腹捏住针柄，或用拇指指腹与食指桡侧指端捏住针柄的握持方法。此法一般用于较短的毫针。

2. 三指持针法　是指医师用刺手拇、食、中指指腹捏持针柄，拇指在内，食指、中指在外，三指协同的握持方法。此法适用于各种长度的针具。

3. 四指持针法　是指医师用刺手拇、食、中指指腹捏持针柄，以无名指抵住针身的握持方法。此法适用于较长的毫针。

4. 持针体法　是指医师用拇、食两指拿一消毒干棉球，裹针体近针尖的部位，并用力捏住的握持方法。此法适用于较长的针具。

5. 双手持针法　是指医师用刺手拇、食、中三指指腹捏持针柄，押手拇、食两指借助无菌干棉球裹夹针身近针尖部分的握持方法。此法适用于长针。

（二）进针法

针刺操作时，一般应双手协同操作，紧密配合。持针、行针的为刺手，多为右手；固定腧穴，辅助进针的为押手，多为左手。临床常用的进针方法有以下几种。

1. 单手进针法　多用于较短的毫针。右手拇、食指持针，中指端紧靠穴位，指腹抵住针体中部，当拇、食指向下用力时，中指也随之屈曲，将针刺入，直至所需的深度。此法三指并用，尤适宜于双穴同时进针。

2. 双手进针法

（1）指切进针法：又称爪切进针法，用左手拇指或食指端切按在腧穴位置的旁边，右手持针，紧靠左手指甲面将针刺入腧穴。此法适宜于短针的进针。

（2）夹持进针法：用左手拇、食二指持捏消毒干棉球，夹住针身下端，将针尖固定在所刺腧穴的皮肤表面，右手捻动针柄，将针刺入腧穴。此法适用于长针的进针。

（3）舒张进针法：用左手拇、食二指将针刺入腧穴部位的皮肤向两侧撑开，使皮肤绷紧，右手持针，使针从左手拇、食二指的中间刺入。此法主要用于皮肤松弛部位的腧穴。

（4）提捏进针法：用左手拇、食二指将针刺入腧穴部位的皮肤提起，右手持针，从捏起的上端将针刺入。此法主要用于皮肉浅薄部位的腧穴。

（三）针刺的方向和角度

1. 针刺的方向 是指进针时针尖对准的某一方向或部位，一般依经脉循行的方向、腧穴的部位特点和治疗的需要而定。

2. 针刺的角度 是指进针时针身与皮肤表面所形成的夹角，一般分为以下三种。

（1）直刺：针身与皮肤表面呈90°左右垂直刺入。此法适用于人体大部分腧穴。

（2）斜刺：针身与皮肤表面呈45°左右倾斜刺入。此法适用于肌肉浅薄处或内有重要脏器，或不宜直刺、深刺的腧穴。

（3）平刺：针身与皮肤表面呈15°左右沿皮刺入，又称横刺、沿皮刺。此法适用于皮薄肉少部位的腧穴，如头部腧穴等。

（四）行针

毫针进针后，为使患者产生针刺感应，或进一步调整针感的强弱，以及使针感向某一方向扩散、传导而采取的操作方法，称为“行针”。行针基本手法包括提插法和捻转法。

1. 提插法 指将针刺入腧穴一定深度后，施以上提下插的操作手法。将针向上引退为提，将针向下刺入为插，如此反复做上下纵向运动就构成了提插法。

2. 捻转法 指将针刺入腧穴一定深度后，施以向前、后捻转动作，使针在腧穴内反复前后来回旋转的行针手法。

（五）针刺补泻

针刺补泻是指通过一定的行针手法，对患者产生补、泻或平补平泻效果的方法。常用的单式补泻手法有徐疾补泻、提插补泻、捻转补泻、迎随补泻、呼吸补泻、开阖补泻。

1. 徐疾补泻 进针后，浅层得气，随之缓慢进针至深层，再迅速退针至浅层，此为补法。快速进针至深层，得气后，随之缓慢退针至浅层，此为泻法。

2. 提插补泻 针刺得气后，在针下得气处反复施行小幅度的重插轻提手法，以下插用力为主，此为补法；针刺得气后，在针下得气处反复施行小幅度的轻插重提手法，以上提用力为主，此为泻法。

3. 捻转补泻　针刺得气后，拇指向前捻转时用力重（左转），指力下沉，拇指向后还原时用力轻，此为补法。拇指向后捻转时用力重（右转），指力上浮，拇指向前还原时用力轻，此为泻法。

4. 迎随补泻　进针时针尖随着经脉循行方向刺入，此为补法；针尖迎着经脉循行方向刺入，此为泻法。

5. 呼吸补泻　令患者深呼气时进针，得气后，依呼进吸退之法行针，患者深吸气时出针，此为补法；令患者深吸气时进针，得气后，依吸进呼退之法行针，患者深呼气时出针，此为泻法。

6. 开阖补泻　缓慢退针，出针后迅速按压针孔片刻，此为补法；疾速出针，出针时摇大针孔且不加按压，此为泻法。

（六）留针与出针

1. 留针法　留针指将针刺入腧穴施术后，使针留置穴内。留针的目的是为了加强针刺的作用和便于继续行针施术。留针的方法有静留针和动留针两种。静留针法指在留针过程中不再行针；动留针法指在留针过程中间歇行针。

2. 出针法　出针又称起针、退针，指将针拔出的方法。在施行针刺手法或留针达到预定针刺目的和治疗要求后，即可出针。

出针的方法，一般以左手拇、食指两指持消毒干棉球轻轻按压于针刺部位，右手持针做轻微的小幅度捻转，并将针缓慢提至皮下（不可单手用力过猛），静留片刻，然后出针。出针后，除特殊需要外，都要用消毒棉球轻压针孔片刻，以防出血或针孔疼痛。

二、灸法

（一）分类

1. 艾炷灸　将艾炷放在穴位上施灸称艾炷灸。艾炷灸可分为直接灸和间接灸两类。

（1）直接灸：又称着肤灸，即将艾炷直接置放在皮肤上施灸的一种方法。根据灸后对皮肤刺激的程度不同，又分为无瘢痕灸和瘢痕灸两种。

①无瘢痕灸：选用大小适宜的艾炷，施灸前先在施术部位涂以少量的凡士林，以增加黏附性。然后将艾炷放上，从上端点燃，患者感到烫时，用镊子将艾炷夹去，换炷再灸，一般灸3~6壮，以局部皮肤充血、红晕为度。灸后皮肤不致起疱，不留瘢痕。

②瘢痕灸：选用大小适宜的艾炷，施灸前先在施术部位上涂以少量大蒜汁，以增加黏附性和刺激作用，然后放置艾炷，从上端点燃，烧近皮肤时患者有灼痛感，可用手在穴位四周拍打以减轻疼痛。应用此法一般每壮艾炷须燃尽后，除去灰烬，方可换炷，按前法再灸，可灸3~9壮。施灸后局部组织烫伤化脓，结痂后留有瘢痕。

（2）间接灸：又称隔物灸、间隔灸，即在艾炷与皮肤之间隔垫上某种物品而施灸的一种方法。临床常用的间接灸有隔姜灸、隔蒜灸、隔盐灸、隔药饼灸。

①隔姜灸：将鲜生姜切成直径2~3cm、厚0.2~0.3cm的薄片，中间以针穿刺数孔，上置艾炷，放在所灸部位，然后点燃施灸，艾炷燃尽后可易炷再灸。一般灸3~6壮，以皮肤红晕而不起疱为度。在施灸过程中，若患者感觉灼热不可忍受时，可将姜片向上提起，或缓慢移动姜片。

②隔蒜灸：将鲜大蒜头切成0.2~0.3cm的薄片，其余操作方法同隔姜灸。

③隔盐灸：因本法只用于脐部，又称神阙灸。将纯净干燥的精制食盐填敷于脐部，使其与脐平，上置艾炷施灸，如患者稍感灼痛，即更换艾炷；也可于盐上放置姜片后再施灸。一般灸3~9壮。

④隔药饼灸：以隔附子饼灸最为常用，以附子片或附子药饼作为间隔物。药饼的制法是将附子研成细末，以黄酒调和，制成直径约3cm、厚约0.8cm的附子饼，中间以针穿刺数孔，上置艾炷，放在应灸腧穴或患处，点燃施灸。一般灸3~9壮。

2. 艾条灸 又称艾卷灸，将其一端点燃，对准穴位或患处施灸。按操作方法艾卷灸可分为悬灸和实按灸两种。

（1）悬灸

①温和灸：将艾卷的一端点燃，对准应灸的腧穴或患处，距离皮肤2~3cm处进行熏烤，以患者局部有温热感而无灼痛为宜。一般每穴灸10~15分钟，以皮肤红晕为度。

②雀啄灸：施灸时，艾卷点燃的一端与施灸部位的皮肤并不固定在一定的距离，而是像鸟雀啄食一样，一上一下施灸。一般每穴灸5~10分钟，以皮肤红晕为度。

③回旋灸：施灸时，艾卷点燃的一端与施灸部位的皮肤虽保持一定的距离，但不固定，而是向左右方向移动或反复旋转施灸。

（2）实按灸：施灸时，先在施灸腧穴部位或患处垫上数层布或纸，然后将药物艾卷的一端点燃，趁热按在施术部位上，使热力透达深部，若艾火熄灭，再点再按；或以布6~7层包裹艾火熨于穴位，若火熄灭，再点再熨。

3. 温针灸 是针刺与艾灸相结合的一种方法，适用于既需要留针，又须施灸的疾病。在针刺得气后，将针留在适当的深度，在针柄上穿置一段长1~2cm的艾卷施灸，或在针尾上搓捏少许艾绒点燃施灸，直待燃尽，除去灰烬，每穴每次可施灸1~3壮，施灸完毕再将针取出。此法是一种简而易行的针灸并用方法，艾绒燃烧的热力可通过针身传入体内，使其发挥针和灸的作用，达到治疗目的。应用此法应注意防止艾火脱落烧伤皮肤和衣物。

4. 温灸器灸 温灸器是一种专门用于施灸的器具，用温灸器施灸的方法称温灸器灸，临床常用的温灸器有温灸盒、灸架和温灸筒等。

（1）温灸盒灸：将适量的艾绒置于灸盒的金属网上，点燃后将灸盒放于施灸部位灸治即可。此法适用于腹、腰等面积较大部位的治疗。

（2）灸架灸：艾条点燃后，将燃烧端插入灸架的顶孔中，对准选定穴位施灸，并用橡皮带给予固定，施灸完毕将剩艾条插入灭火管中。此法适用于全身体表穴位的治疗。

（3）温灸筒灸：将适量的艾绒置于温灸筒内，点燃后盖上灸筒盖，执筒柄于患处施灸即可。

5. 其他灸法

（1）灯火灸：又称灯草灸、灯草焠、打灯火、油捻灸。取10~15cm长的灯心草或纸绳，蘸麻油或其他植物油，浸渍3~4cm，燃火前用软绵纸吸去灯心草或纸绳上的浮油，以防止点火后油滴下烫伤皮肤，术者以拇、食两指捏住灯草灯心草或纸绳上1/3处，即可点火，火焰不要过大，将点火一端向穴位移动，垂直接触穴位，动作快速，一触即离，随即发出清脆的“啪”响。如无爆焠之声可重复一次。

（2）天灸：又称药物灸、发疱灸，是将一些具有刺激性的药物涂敷于穴位或患处，促使局部皮肤起疱的方法。此法所用药物多是单味中药，也有用复方，常用的有白芥子、细辛、天南星、蒜泥等数十种。

（二）灸感及灸法补泻

1. 灸感 灸感是指施灸时患者的自我感觉。由于灸法主要是靠灸火直接或间接地在体表施以适当的温热刺激来达到治病和保健的目的，除瘢痕灸外，一般以患者感觉灸处局部皮肤及皮下温热或有灼热为主，温热刺激可直达深部，经久不消，或可出现循经感传现象。

2. 灸法补泻 灸法的补泻始载于《内经》。灸法的补泻亦需根据辨证施治的原则，虚证用补法，实证用泻法。艾灸补法，无须吹其艾火，让其自然缓缓燃尽为止，以补其虚；艾灸泻法，应当快速吹艾火至燃尽，使艾火的热力迅速透达穴位深层，以泻邪气。

（三）注意事项

1. 施灸先后顺序 一般先灸阳经，后灸阴经；先灸上部，后灸下部；就壮数而言，一般先灸少而后灸多；就艾炷大小而言，先灸小而后灸大。

2. 施灸禁忌 面部穴位、乳头、大血管等处均不宜用直接灸，以免烫伤形成瘢痕。关节活动部位亦不适宜用化脓灸，以免化脓溃破，不易愈合，甚至影响功能活动。

一般空腹、过饱、极度疲劳和对灸法恐惧者，应慎施灸。对于体弱患者，灸治时艾炷不宜过大，刺激量不可过强，以防晕灸。一旦发生晕灸，应立即停止施灸，并及时处理，处理方法同晕针。孕妇的腹部和腰骶部不宜施灸。

3. 灸后处理 施灸过量，时间过长，局部出现水疱，只要不擦破，可任其自然吸收。如水疱较大，可用消毒毫针刺破，放出水液。瘢痕灸者，在灸疮化脓期间，疮面局部勿用手搔，以保护痂皮，并保持清洁，防止感染。

三、拔罐法

拔罐法是一种以罐为工具，借助燃火、抽气等方法，排出罐内空气，形成负压，使之吸附于腧穴或病变部位，令局部皮肤充血、瘀血，以防治疾病的方法。

（一）分类

1. 据吸附方式分 拔罐法根据罐的吸附方式可分为以下几种。

（1）火罐法

①闪火法：用镊子或止血钳等夹住95%酒精棉球，点燃后在火罐内壁中段绕1~2圈，或短暂停留后，迅速退出并及时将罐扣在施术部位上。此法比较安全，不受体位限制，是常用的拔罐方法。注意操作时不要烧罐口，以免烫伤皮肤。

②投火法：将纸折成宽筒条状，或将95%酒精棉球点燃后投入罐内，迅速将罐扣在施术部位。由于罐内有燃烧物质，容易落下烫伤皮肤，故此法适用身体侧面拔罐。

③贴棉法：用直径约为2cm的棉花片，厚薄适中，浸少量95%的乙醇，贴在罐内壁的中段，以火柴点燃，扣在施术部位上，即可吸住。此法多用于身体侧面拔罐，需防乙醇过多，滴下烫伤皮肤。

（2）水罐法：一般选用竹罐，将其倒置在锅内加水煮沸，使用时用卵圆钳倒夹竹罐的底端，甩去罐内沸水，并用湿毛巾紧扪罐口，趁热扣在施术部位上。

（3）抽气罐法：先将备好的抽气罐紧扣在需拔罐的部位上，用抽气筒将罐内的空气抽出，使之产生所需负压，即能吸住。此法适用于任何部位。

2. 据病变部位和病情性质分 拔罐法根据病变部位和病情性质可分为以下几种。

（1）留罐法：留罐法又称坐罐法，是拔罐法中最常用的一种方法。拔罐后将罐留置一定时间，一般留10~15分钟。夏季留罐时间不宜过长，以免起疱损伤皮肤。临床可根据病变范围分别采用单罐法或多罐法。

（2）闪罐法：闪罐法是将罐拔上后立即取下，如此反复吸拔多次，至皮肤潮红充血或瘀血的一种拔罐方法。此法适用于肌肉比较松弛、吸拔不紧或留罐有困难处，局部皮肤麻木或功能减退的虚证患者也可用此法。

（3）走罐法：又称推罐法，一般用于面积较大、肌肉丰厚的部位，如腰背部、大腿等处。先在罐口或走罐所经皮肤上涂以润滑油脂，将罐吸拔好后，以手握住罐底，稍倾斜，即推动方向的后边着力，前边略提起，慢慢向前来回推拉移动数次，以皮肤潮红为度。

（4）刺血（刺络）拔罐法：先用三棱针或粗毫针、小针刀、皮肤针、滚刺筒等，按病变部位的大小、出血量要求，或按刺血法要求，刺破小血管，然后拔以火罐。此法可加强刺血法的疗效。

（5）留针拔罐法：是将针刺和拔罐相结合的一种方法。操作时先针刺得气后留针，再以针为中心，将罐拔上，留置10~15分钟，然后起罐、起针。

（6）药罐法：将配制好的药物装入布袋内，扎紧袋口，放入清水中煮至适当浓度，再把竹罐放入药液内煮15分钟。使用时，按水罐法操作，多用于治疗风湿痹痛等病症。

（二）起罐

用一手拿住火罐，另一手将火罐口边缘的皮肤轻轻按下，或将火罐特制的进气阀拉起，待空气缓缓进入罐内后，罐即落下。切不可硬拔，以免损伤皮肤。

（三）注意事项

1. 拔罐时要选择适当体位和肌肉丰满的部位，骨骼凹凸不平、毛发较多的部位均不适宜拔罐。

2. 拔罐时要根据所拔部位的面积大小选择大小适宜的罐。操作时必须迅速，才能使罐吸附有力。

3. 用火罐时应注意勿灼伤或烫伤皮肤。若烫伤或留罐时间太长而皮肤起水疱时，小疱无须处理，仅敷以消毒纱布，防止擦破即可。水疱较大时，用消毒针具将水放出，涂以烫伤油、消炎膏等，或用消毒纱布包敷，以防感染。

4. 皮肤有过敏、溃疡、水肿和大血管分布部位，不宜拔罐。高热抽搐者和孕妇的腹部、腰骶部位，亦不宜拔罐。

四、三棱针法

三棱针法是用三棱针刺破血络或腧穴，放出适量血液，或挤出少量液体，或挑断皮下纤维组织，以治疗疾病的方法。

（一）操作方法

1. 持针方法 一般右手持针，用拇、食两指捏住针柄，中指指腹紧靠针身下端，针尖露出3~5mm。

2. 刺法 一般分为点刺法、散刺法、刺络法、挑刺法4种。

（1）点刺法：是点刺腧穴放出少量血液或挤出少量液体的方法。操作时，先在点刺穴位的上下用手指向点刺处推按，使血液积聚于点刺部位，继而用碘伏棉球消毒，再用75%酒精棉球脱碘，左手拇、食、中三指固定点刺部位，右手持针，用拇、食两指捏住针柄，中指指腹紧靠针身下端，针尖露出3~5mm，对准已消毒的部位点刺，轻轻挤压针孔周围，使出血少许，然后用消毒干棉球按压针孔。

（2）散刺法：是在病变局部及其周围连续点刺以治疗疾病的方法。操作时，根据病变部位大小，可点刺10~20针，由病变外缘呈环形向中心点刺。

（3）刺络法：是刺入浅表血络或静脉放出适量血液的方法。此法多用于曲泽、委中等肘膝关节附近等有较明显浅表血络或静脉的部位。操作时，先将松紧带或橡皮带结扎在针刺部位上端（近心端），然后常规消毒，针刺时，左手拇指压在被针刺部位下端，右手持三棱针对准针刺部位的静脉，斜向上刺入脉中2~3mm，立即出针，使其流出一定量的血液，待出血停止后，再用消毒干棉球按压针孔。

（4）挑刺法：是用三棱针挑断穴位皮下纤维样组织以治疗疾病的方法。操作时，用左手按压施术部位两侧，或捏起皮肤，使皮肤固定，然后常规消毒，右手持针迅速刺入皮肤1~2mm，随即将针身倾斜挑破表皮，再刺入5mm左右，将针身倾斜并使针尖轻轻挑起，挑断皮下白色纤维样组织，尽量将施术部位的纤维样组织挑尽，然后出针，覆盖消毒敷料。

3. 出血量及疗程　每日或隔日治疗一次，1~3 次为 1 个疗程。出血量多者，每周 1~2次。一般每次出血量以数滴或 3~5mL 为宜。

（二）注意事项

1. 严格消毒，防止感染。

2. 点刺时手法宜轻、稳、准、快，不可用力过猛，防止刺入过深，创伤过大，损害其他组织。一般出血量不宜过多，切勿伤及动脉。

3. 三棱针刺激较强，治疗过程中须注意患者体位要舒适，防止晕针。

4. 体质虚弱者、孕妇、产后及有自发性出血倾向者，不宜使用本法。

五、皮肤针法

皮肤针法，是运用皮肤针叩刺人体一定部位或穴位，激发经络之气，调整脏腑气血，以达到防病治病目的一种方法。

（一）操作方法

1. 持针方法

（1）硬柄皮肤针：以右手拇指、中指夹持针柄两侧，食指伸直按住针柄中段，无名指和小指将针柄末端固定于大小鱼际之间。

（2）软柄皮肤针：将针柄末端置于掌心，拇指在上，食指在下，余指呈握拳状固定针柄末端。

2. 刺法　皮肤针主要是应用腕部的力量进行叩刺。操作时，将针具和叩刺部位用 75%酒精消毒，以右手拇指、中指、无名指握住针柄，食指伸直按住针柄中段，运用腕力弹刺，使针尖叩刺皮肤后，立即弹起，如此反复叩击。

3. 叩刺部位　皮肤针的叩刺部位一般分为循经叩刺、穴位叩刺和局部叩刺 3 种。

4. 刺激强度　皮肤针的刺激强度，是根据刺激的部位、患者的感觉和病情的不同而定的。

（1）弱刺激：用较轻的腕力叩刺，冲力小，针尖接触皮肤的时间愈短愈好，局部皮肤略见潮红，患者稍有疼痛感觉。适用于年老体弱、小儿、初诊患者，以及头面五官肌肉浅薄处。

（2）强刺激：用较重的腕力叩刺，冲力大，针尖接触皮肤的时间可稍长，局部皮肤可见出血，患者有明显疼痛感觉。适用于年壮体强，以及肩、背、腰、臀、四肢等肌肉丰厚处。

（3）中等刺激：叩刺的腕力介于强、弱刺激之间，冲力中等，局部皮肤潮红，微渗血，患者有疼痛感。适用于多数患者，除头面五官等肌肉浅薄处，其他部位均可选用。

（二）注意事项

1. 针具要经常检查，注意针尖有无毛钩，针面是否平齐。

2. 叩刺时动作要轻捷，正直无偏斜，以免引起疼痛。

3. 局部如有溃疡或创伤不宜使用本法，急性传染性疾病和急腹症也不宜使用本法。

4. 叩刺局部和穴位时，若因手法重而出血，应及时清洁和消毒，注意防止感染。

六、皮内针法

皮内针法是将特制的小型针具固定于腧穴部位的皮内并留置一段时间，产生持续刺激作用以治疗疾病的方法。皮内针分为颗粒型皮内针和揿针型皮内针。

（一）操作方法

操作前针具、针刺部位等应严格消毒。

1. 颗粒型皮内针　押手先将皮肤向两侧撑开，刺手用镊子夹住针柄，对准针刺部位，沿皮下横向刺入，针体可刺入0.5~0.8cm，针柄留于皮外，然后用胶布固定。

2. 揿针型皮内针　押手固定局部皮肤，刺手用镊子夹住针圈，对准针刺部位，垂直刺入，然后用胶布固定。

（二）注意事项

1. 关节附近、颜面、体表大血管等部位不宜埋针。
2. 对金属过敏者禁止埋针。
3. 孕妇小腹部、腰骶部禁止埋针。
4. 皮肤有破损、溃疡、创伤、感染者，该局部禁止埋针。
5. 埋针后避免浸水，防止感染。

七、电针法

电针法是指将毫针刺入腧穴得气后，再通以接近人体生物电的脉冲电流，利用针和电的两种刺激，激发、调整经络之气，以防治疾病的方法。

（一）操作方法

1. 选穴　电针法的处方配穴与毫针法相同。一般以同侧肢体的1~3对穴位为宜。

2. 操作程序　先按毫针操作程序，将毫针刺入穴位，并寻到得气感应，然后将电针仪（输出已经调至“0”位）输出导线的一对电极分别接在一对毫针针柄上。一般将同一对输出电极连接在身体的同侧。在胸、背部穴位使用电针时，不可将两个电极跨接在身体两侧，以免电流回路经过心脏。如只需单穴电针时，可将一个电极接在该穴的毫针上，另一个电极接在用水浸湿的纱布上，作无关电极。打开电源，选好波型，逐渐加大电流强度，避免给患者造成突然的刺激。通电时间一般为20分钟左右。结束电针治疗时，应先电针仪输出退回“0”位，然后关闭电源开关，取下导线。最后按一般毫针起针方法将针取出。

3. 电流的刺激强度 通常以患者能够承受为宜，应使患者局部肌肉呈节律性收缩，或伴有酸、胀、麻、热等感觉。

4. 疗程 一般7~10次为1个疗程，每日或隔日一次。急症患者每天可治疗1~2次，疗程间间隔3~5天。

（二）注意事项

1. 电针仪使用前必须检查其性能是否良好，输出值是否正常。

2. 调节电针电流时，应从小到大逐渐加强，不可突然增强，以免引起肌肉强烈收缩，造成弯针、折针或晕针等。年老体弱、精神紧张者，尤应注意。

3. 电针治疗过程中，若病人出现晕针现象，应立即停止电针治疗，关闭电源，随即按照晕针处理。

4. 不宜使用经过温针灸之后的毫针进行电针，因其表面氧化、质地变脆、导电性下降，容易引发事故。

5. 应避免电针电流回路经过心脏。安装心脏起搏器者，应禁用电针法。

6. 孕妇慎用电针法。

八、穴位注射法

穴位注射法又称水针疗法，是将适量中西药物的注射液注入一定穴位，通过针刺与药物对穴位的双重刺激作用，以防治疾病的方法。

（一）操作方法

1. 操作程序 选择适宜的消毒注射器和针头，抽取适量药液，穴位或反应点局部消毒，右手持注射器对准穴位或阳性反应点，快速刺入皮下，然后将针缓慢推进，达一定深度后，进行和缓提插，当有得气感应时，回抽无血，再将药液注入。

2. 注射剂量 穴位注射用药的剂量取决于注射部位和药物性质及浓度。一般耳穴每穴注射0.1mL，面部每穴注射0.3~0.5mL，四肢部每穴注射1~2mL，胸背部每穴注射0.5~1mL，腰臀部每穴注射2~5mL。

3. 选穴与疗程 选穴原则同毫针法。每日或隔日注射一次，治疗后反应强烈者可间隔2~3日注射一次，6~10次为一疗程，疗程间休息3~5日。

（二）常用药物

凡可用于肌肉注射的药液均可供穴位注射用。常用的穴位注射药液有三类，包括中草药制剂、维生素类制剂和其他药物制剂。

（三）注意事项

1. 严格消毒，无菌操作，防止感染。

2. 穴位注射后局部通常有较明显的酸胀感，或有轻度不适感，一般1天后可消失。

3. 注意注射用药的有效期、有无沉淀变质等情况，凡能引起过敏反应的药物，如青霉素、链霉素等，必须先做皮试。

4. 一般注射药液不宜注入关节腔、脊髓腔和血管内；还应注意避开神经干，以免损伤神经。

5. 孕妇的下腹部、腰骶部、三阴交穴、合谷等不宜用穴位注射法，以免引起流产。

6. 小儿、老人、体弱、敏感者，药液剂量应酌减。

九、火针法

火针法是将特制的金属针具烧红，迅速刺入人体的一定部位或腧穴并快速退出，以治疗疾病的一种方法。

（一）常用刺法

1. 点刺法 在腧穴上施以单针点刺的方法。

2. 密刺法 在体表病灶上施以多针密集刺激的方法，每针间隔不超过 1cm。

3. 散刺法 在体表病灶上施以多针疏散刺激的方法，每针间隔 2cm 左右。

4. 围刺法 围绕体表病灶施以多针刺激的方法，针刺点在病灶与正常组织的交接处。

5. 刺络法 用火针刺入体表血液瘀滞的血络，放出适量血液的方法。

（二）操作方法

1. 烧针 在使用火针前必须将针烧红，多先烧针身，后烧针尖。火针烧灼的程度根据治疗需要，可将针烧至白亮、通红或微红。若针刺较深，需烧至白亮，速进疾出，否则不易刺入，也不易拔出，而且容易产生剧痛；若针刺较浅，可烧至通红，速入疾出，轻浅点刺；若针刺表浅，烧至微红，在表皮部位轻而稍慢地烙熨。

2. 刺针 术者用左手拿点燃的酒精灯，右手持针，尽量靠近施治部位，烧针后对准穴位垂直点刺，速入疾出。出针后用无菌干棉球按压针孔，以减少疼痛并防止出血。要求术者全神贯注，动作熟练敏捷。

3. 针刺深度 针刺的深度应根据患者的病情、体质、年龄，针刺部位的肌肉厚薄、血管深浅、神经分布等而定。一般而言，四肢、腰腹部针刺稍深，可刺 0.2~0.5 寸；胸背部针刺宜浅，可刺 0.1~0.2 寸深。针刺痣、疣时，深度以刺至其基底为宜。

（三）注意事项

1. 施术时应注意安全，防止烧伤等异常情况。

2. 除治疗痣、疣外，面部禁用火针；有大血管、神经干的部位禁用火针法。

3. 针刺后针孔局部若出现微红、灼热、轻度疼痛、瘙痒等表现，属正常现象，可不做处理，且不宜搔抓，以防感染。

4. 针刺 0.1~0.3 寸深，出针后可不做特殊处理；若针刺 0.4~0.5 寸深，出针后用消毒纱布敷盖针孔，用胶布固定1~2天，以防感染。

5. 孕妇、产妇及婴幼儿不宜用火针法；糖尿病、血友病、凝血机制障碍患者禁用火针法。

6. 对初次接受火针治疗的患者，应做好解释工作，消除其恐惧心理，以防晕针。

十、穴位埋线法

穴位埋线法是将可吸收性外科缝线通过埋线工具置入穴位内，利用线对穴位产生的持续刺激作用以防治疾病的方法。

（一）操作方法

1. 针具 针具有套管针、埋线针、医用缝合针等，线包括各种型号的可吸收性外科缝线。

2. 穴位选择 根据病情选择适当的穴位，取穴宜精不宜多，多选择肌肉丰厚部位。

3. 操作 根据病情和腧穴部位，选择不同种类和型号的埋线工具与可吸收性外科缝线。

（1）套管针埋线法：患者取舒适体位，常规消毒皮肤，取一段1~2cm的可吸收性外科缝线，放入套管针的前端，后接针芯，压手固定穴位，刺手持针刺入穴位，达到所需深度，施以适当提插捻转手法，当出现针感后，边推针芯，边退针管，将线埋置在穴位的皮下组织或肌层内。出针后用无菌干棉球按压针孔。

（2）埋线针埋线法：患者取舒适体位，局部皮肤常规消毒并麻醉，取一段1~2cm的可吸收性外科缝线，一手持镊将线中央置于麻醉点上，另一手持针，缺口向下压线，以15°~45°角刺入将线埋入皮内。针头缺口进入皮内后，持续进针直至线头完全埋入皮下，再适当进针后，把针退出，用无菌干棉球按压针孔止血，宜用无菌敷料覆盖创口3~5天。

（3）医用缝合针埋线法：在埋线穴位的两侧1~2cm处，局部皮肤消毒后，施行局部麻醉，一手用持针器夹住穿有可吸收性外科缝线的皮肤缝合针，另一手捏起两局麻点之间的皮肤，将针从一侧局麻点刺入，穿过穴位下方的皮下组织或肌层，从对侧局麻点穿出，紧贴皮肤剪断两端线头，放松皮肤，轻轻按揉局部，使线头完全进入皮下。用无菌干棉球按压针孔。宜用无菌敷料覆盖创口3~5天。

（二）注意事项

1. 施术时应注意安全，严格消毒，无菌操作，防止感染，可吸收性外科缝线线头不可暴露在皮肤表面。

2. 可吸收性外科缝线应埋在皮下组织和肌肉之间，肌肉丰厚处可埋入肌层。

3. 孕妇小腹部和腰骶部禁用埋线；患者精神紧张、大汗、劳累后或饥饿时慎用；有出血倾向者慎用。

4. 皮肤有感染、溃疡、破损时，该处不宜用埋线。

5. 糖尿病等导致皮肤和皮下组织的吸收和恢复功能障碍者不应使用埋线法。

6. 注意术后反应，有异常现象应及时处理。

十一、穴位贴敷法

穴位贴敷法是指在一定的穴位上贴敷药物，通过药物和穴位的共同作用以防治疾病的方法。其中有些带有刺激性的药物贴敷穴位后，可引起局部皮肤发疱化脓形成“灸疮”，则又称为“天灸”或“自灸”，现代也称发疱疗法。

（一）常用药物

多用通经走窜、开窍活络之品，如冰片、麝香、丁香、白芥子、细辛等；气味醇厚之品，如生南星、生半夏、生草乌、生川乌、巴豆、斑蝥、蓖麻子等；血肉有情之品，如羊肉；新鲜药品，如墨旱莲、透骨草。

（二）操作方法

可用于穴位敷贴的剂型很多，在此以饼剂为例进行说明。

1. 制作药饼　把药末和姜汁按 1∶1 比例调和，制成 1cm×1cm×0.5cm 大小的药饼，药饼质地干湿适中。

2. 配穴处方　以辨证选穴为主，辅以局部取穴、经验用穴，用穴力求少而精，也可选取阿是穴，每次 6~8 个为宜。

3. 贴敷药饼　准备 $5cm^2$ 大小的胶布。暴露施术部位，将药饼置于穴位，用胶布固定。

4. 除去药贴　贴敷一定时间后除去药贴，一般成人贴敷 3~4 小时，儿童贴敷的时间应酌减，以皮肤无明显不适为度，避免损伤皮肤。

（三）注意事项

1. 久病体虚者、孕妇、幼儿以及疾病发作期应尽量避免贴敷走窜药力较强的药物。

2. 颜面部、糖尿病患者慎用。

3. 若用膏剂贴敷，温度不宜超过45℃，以免烫伤。

4. 贴敷后注意局部防水和观察贴敷反应，要根据皮肤感觉情况决定贴药时间。

5. 对胶布过敏者可改用无纺布制品固定贴敷药物。

6. 若贴敷后出现范围较大程度较严重的皮肤红斑、水疱、瘙痒现象，应立即停止贴敷，对症处理。若出现全身过敏者，应及时就医。

第二节　头面部针灸操作实训

【目的要求】

通过实习掌握临床常用的头面部针灸操作手法，在操作中，尽量做到无痛进针，恰当把握针刺深度，给予适当的刺激强度，熟练运用灸法和罐法。

【器材用具】

大托盘、1~2寸毫针、消毒干棉球、75%酒精棉球、95%酒精棉球、碘伏、消毒干棉球、艾绒、艾条、罐具、止血钳、火柴或打火机、三棱针、皮肤针、电针仪、生姜、大蒜、大小镊子、药粉、介质、胶布、创可贴、医用橡胶手套、废物缸等。

面部皮肤娇嫩，肌肉浅薄，头面部的血管、神经较为丰富，特别是眼区周围血管丰富，组织疏松，极易造成出血或眼球损伤，针灸操作多以弱刺激为主。例如：针刺操作时多用浅刺、透刺；灸法多用麦粒灸、艾条灸和隔物灸；使用罐法时多不留罐，以闪罐为主；皮肤针法则多用轻刺激等。

【实训方法】

（一）毫针法操作

1. 面部穴位　印堂采用提捏进针法，一般向下平刺，针身与皮肤呈15°角，刺入0.3~0.5寸，或点刺出血。丝竹空、瞳子髎一般采用提捏进针法，向后平刺，针身与皮肤呈15°角，刺入0.3~0.5寸。攒竹采用提捏进针法，可向下透刺睛明，或向外透刺鱼腰。阳白采用提捏进针法，平刺0.3~0.5寸，也可向下透刺鱼腰或攒竹。

承泣、睛明、球后等腧穴位于眼球周围，针刺时应做到以下几点：选用较细的毫针，动作要轻柔缓慢；进针前嘱患者闭目，押手将眼球推开并固定，以充分暴露针刺部位；进针时，针沿眶骨边缘缓缓刺入0.3~0.7寸，最深不可超过1寸；进针后，不提插不捻转；出针时，动作要轻缓，慢慢地出针；出针后，用消毒干棉球压迫针孔1~2分钟。

四白采用指切进针法，直刺或向下斜刺0.2~0.5寸。此穴正对眶下孔，为眶下动脉穿出眶下管处。应避免针刺过深直入眶下管，以穴位局部有较明显的酸胀感为度。颧髎直刺0.3~0.5寸。下关直刺0.5~1.0寸。

听宫、听会、耳门均张口取穴，直刺0.5~1.0寸。耳屏、耳尖、耳背可点刺出血。水沟向上斜刺0.3~0.5寸，或用指甲按掐。素髎向上斜刺0.3~0.5寸，或点刺出血。

地仓、颊车、牵正治疗面瘫可以互相透刺。地仓采用提捏进针法，斜刺或平刺0.5~0.8寸。颊车、牵正直刺0.3~0.5寸或平刺0.5~1.0寸。迎香直刺0.2~0.5寸，向鼻内斜刺，或向外上方透四白。承浆斜刺0.3~0.5寸。

面部色斑可采用多针围刺法，选用0.5寸毫针，针身与皮肤呈15°角，从斑块边缘向中心平刺，刺入0.3~0.5寸。沿斑块边缘刺入多针，形成合围。进针后，采用小幅度提插捻转。

2. 头部穴位 头维针身与皮肤呈15°角，平刺0.5~1.0寸。头临泣、百会、四神聪、上星平刺0.5~0.8寸。太阳直刺或斜刺0.3~0.5寸，或点刺出血。天柱直刺或向下斜刺0.5~0.8寸，不宜向内上方深刺，以免伤及延髓。头部穴位一般不提插，可用小幅度捻转手法，起针时注意多按压针孔，防止出血。

（二）灸法操作

一般来讲，面部穴位少灸，主要用悬灸等温和的灸法。水沟、素髎以及眼部的穴位禁灸；用水沟治疗中风可用雀啄灸，以眼球湿润为佳；百会升阳益气用隔姜灸、悬灸；太阳、颊车、颧髎等穴位可用温针灸、温和灸和隔物灸。头面部艾灸时特别要注意把握灸量，灸至皮肤出现红晕，有温热感而无灼痛为宜，面部禁止使用瘢痕灸，且艾灸时要特别注意避开眼、耳、口、鼻等孔窍。

（三）罐法操作

头面部有毛发和骨骼突出处不宜拔罐。面颊丰厚处的穴位，如颊车、地仓、颧髎等，主要以闪罐和刺络拔罐为主。选用合适大小的罐体，用闪火法将95%的酒精棉球在罐内环绕1~3圈后，迅速将罐扣在施术部位，再立即将罐起下，如此反复多次，行闪罐法，以皮肤潮红温热为度；也可用三棱针点刺后再拔火罐，注意严格消毒。

（四）皮肤针操作

头面、五官肌肉浅薄，皮肤针操作以轻刺激为主，可用梅花针叩刺阳白、颧髎、地仓、颊车等穴，每日或隔日一次，或者叩刺后拔罐，适用于面瘫恢复期。皮肤针叩刺太阳、印堂及头痛处，出血少量，适用于外感头痛；也可依据督脉、膀胱经、胆经等各经的循行，由前发际头维、神庭等，叩刺至后发际之脑户、玉枕、风池等穴，两侧颞部可由上向下反复叩刺，以局部潮红为度。

（五）电针操作

取太阳、阳白、地仓、颊车、下关等穴，每次选用1~3对同侧穴位，接通电针仪，选择适当的电针参数，通电10~20分钟，强度以患者面部肌肉微见跳动而能耐受为度。如通电后，见牙齿咬嚼者，为针刺过深，刺中咬肌所致，应调整针刺深度，此法适用于面瘫的中、后期。治疗不寐可选四神聪、太阳，接通电针仪，选择低频率，每次刺激30分钟，隔日一次。

（六）穴位贴敷操作

取太阳、阳白、颧髎、地仓、颊车，将马钱子锉成粉末，撒于胶布上，然后贴于穴位处，5~7日贴敷一次；或用蓖麻仁捣烂，加少许麝香，取绿豆粒大一团，贴敷穴位上，3~5日贴敷一次；或用白附子研细末，加少许冰片，制成面饼，贴敷穴位，每日一次。穴位贴敷所用药物大多性味辛温，对皮肤有较强的刺激作用，因此要酌情决定敷贴时间。若局部出现灼热、瘙痒、丘疹等皮肤过敏反应，要立即除去贴敷的药物。此外，马钱子有少许过敏现象出现，第一次应少量使用，待患者无过敏现象才能继续使用。

第三节 颈项部针灸操作实训

【目的要求】

通过实习，掌握临床常用的颈项部针灸操作手法，在操作中，能够安全、无痛进针，恰当把握针刺深度，给予适当的刺激强度，熟练运用灸法和罐法。

【器材用具】

大托盘、1~2 寸毫针、消毒干棉球、75%酒精棉球、95%酒精棉球、碘伏、消毒干棉球、艾绒、艾条、罐具、止血钳、火柴或打火机、三棱针、皮肤针、电针仪、生姜、大蒜、大小镊子、药粉、介质、胶布、创可贴、医用橡胶手套、废物缸等。

【实训方法】

颈部皮肤松弛，移行性大，容易进针；项部皮肤紧实，不易进针。颈项内部解剖结构复杂，有重要的血管和延髓、脊髓，故针刺操作时多需注意进针角度和深度；灸法多不可用瘢痕灸，宜用艾条灸、间接灸；罐法一般在项部操作，可用留罐法、刺血拔罐法、闪罐法等。皮肤针和三棱针可在项部腧穴操作，也可配合刺血拔罐法。

（一）毫针法操作

1. 颈部穴位 廉泉用指切进针法，向舌根斜刺 0.5~0.8 寸。扶突用指切进针法，直刺 0.5~0.8 寸，不可深刺或向前内斜刺，以免伤及颈内静脉、颈总动脉或迷走神经。天突用指切进针法，先直刺 0.2 寸，然后将针尖转向下方，紧靠胸骨后方、气管前缘缓慢刺入 1~1.5 寸，必须严格掌握针刺的角度和深度，以免刺伤气管、肺和附近的动静脉。

2. 项部穴位 天柱用指切进针法，直刺或斜刺 0.5~0.8 寸，不可向内上方深刺，以免伤及延髓。风池用指切进针法，向鼻尖方向或对侧目内眦方向斜刺 0.8~1.2 寸，也可透刺风府或对侧风池，不可向对侧目外眦或同侧目内眦方向斜刺或深刺，以免伤及延髓或椎动脉。哑门、风府用指切进针法，针刺时宜取伏案正坐位，头微前倾，项肌放松，向下颌方向缓慢刺入 0.5~1 寸，不可向上斜刺或深刺，以免刺入枕骨大孔，伤及延髓。翳风用指切进针法，直刺 0.5~1 寸，或从后外向前内下方斜刺 0.5~1.5 寸；翳明、定喘用指切进针法，直刺 0.5~1 寸。

（二）灸法操作

一般来讲，颈项部腧穴均可使用灸法，但重要血管、延髓附近腧穴不可使用瘢痕灸。扶突、哑门、风池、风府、廉泉均可使用温和灸，天柱、翳风、翳明、定喘可使用温和灸、温针灸；定喘、天突可用药物贴灸。

（三）罐法操作

天柱、哑门、风池、风府、翳风、翳明等项部腧穴多位于毛发处或毛发附近，故不宜用罐法。定喘可根据病情需要选用多种罐法，如留罐法、闪罐法、刺络拔罐法、药罐法等。扶突、天突、廉泉位于颈部，由于解剖条件限制，多不采用罐法。

（四）皮肤针法操作

颈项部腧穴均可使用皮肤针，可沿经脉进行循经叩刺，也可在腧穴局部进行叩刺。定喘可叩刺后拔罐放血，适用于热证、实证、瘀血证，瘾疹、痤疮等皮肤病。

（五）电针法操作

颈项部腧穴均可连接电针仪，但多选风池、天柱、定喘、翳风、翳明等穴，选同侧两个腧穴为一组，通电时间为15~20分钟，强度以患者能耐受为度，根据不同病情选择适宜的波形。

（六）穴位贴敷法操作

取定喘、天突穴可使用穴位敷贴，多用于治疗肺部、咳嗽、哮喘等病，将白芥子、延胡索、甘遂、细辛、姜汁等研细调成药饼，用胶布贴于穴位处，每次根据患者情况贴2~8小时，每隔10天贴一次，或在二十四节气、三伏天等进行贴敷。穴位敷贴所用药物大多性味辛温，对皮肤有较强的刺激作用，因此要酌情决定敷贴时间，若局部出现灼热、瘙痒、丘疹等皮肤过敏反应，要立即除去敷贴药物。

（七）穴位注射法操作

颈项部使用穴位注射法多选用天突、天柱、风府、风池、翳风、定喘等穴。天突、定喘治疗咳嗽时可选2%普鲁卡因注射液或核酪注射液等，天突治疗顽固性呃逆可选维生素B_1注射液，每次注射0.5~1mL，隔日一次。风池用于治疗顽固性头痛、痫证、郁证等病证可选丹参注射液、维生素B_1或维生素B_{12}注射液，每穴0.5~1mL，隔日一次。风府、风池用于治疗痴呆时可选复方当归注射液或丹参注射液、胞二磷胆碱注射液、乙酰谷酰胺注射液，每次每穴0.5~1mL，隔日一次。天柱、风池用于治疗颤证时可选用复方当归注射液或丹参注射液、黄芪注射液、10%葡萄糖注射液等，每穴1~2mL；用于治疗项痹时可选用复方当归注射液或利多卡因、维生素B_{12}注射液，每穴1mL，隔日一次。翳风治疗耳鸣耳聋时可选用甲钴胺注射液或山莨菪碱注射液等，每穴0.5mL，每日或隔日一次。

天突穴位注射取端坐位，仰头，常规消毒后，将针头直刺入穴位0.2~0.3寸，再将针头朝向下方，沿胸骨后壁刺入0.6~1.2寸，当患者出现酸、麻、胀、重的针刺感应后，回抽无血，缓缓推入药物。风池、天柱、风府、翳风、定喘穴位注射时，取俯卧或正坐头微前倾位，常规消毒后进针注射，风池针尖向鼻尖方向进针 0.5~1 寸，天柱垂直进针 0.5~1 寸，不可向内上方深刺，风府向下颌方向进针 0.5~1 寸，不可向上深刺，翳风、定喘垂直进针 0.5~1 寸，局部出现酸、麻、胀、重等感觉后需先回抽无血，再缓慢推入药物。

第四节 腰腹部针灸操作实训

【目的要求】

通过实习，掌握临床常用的腰腹部针灸操作手法，在操作中，能够无痛进针，恰当把握针刺深度，给予适当刺激强度，熟练运用灸法和罐法。

【器材用具】

大托盘、1~2 寸毫针、消毒干棉球、75%酒精棉球、95%酒精棉球、碘伏、消毒干棉球、艾绒、艾条、罐具、止血钳、火柴或打火机、三棱针、皮肤针、电针仪、生姜、大蒜、大小镊子、药粉、介质、胶布、创可贴、医用橡胶手套、废物缸等。

腰腹部肌层、脂肪组织较多，肌肉丰厚，针刺可相对深一些，但也不可盲目深刺，以免刺伤内脏。针灸操作可以适当加大刺激量，例如：针刺操作时多用深刺、透刺；灸法多用艾条灸和隔物灸；使用罐法时可留罐、闪罐、走罐，以留罐为主；皮肤针多用中、重度刺激等。

【实训方法】

（一）毫针法操作

1. 腹部穴位 中脘、下脘一般直刺 1~1.5 寸，孕妇慎用，如有肝脾肿大者不宜向左右侧及上方透刺，避免刺伤肝前缘，引起肝出血。天枢、归来、大横一般采用舒张进针法，直刺 1~1.5 寸，也可平刺 2~2.5 寸透神阙治肠寄生虫症，局部酸胀感可扩散至同侧腹部。梁门直刺 0.5~1 寸，不可深刺，左侧针刺过深可刺伤胃及脾脏，右侧针刺过深，刺伤胆囊。带脉直刺 0.5~1 寸，不可深刺，以防损伤内脏。神阙一般禁刺。

气海、关元采用舒张进针法，直刺 1~1.5 寸或向下刺 2~3 寸，针前需排空小便，针刺时不可深刺，以免刺中小肠，孕妇禁用，妇女经期针刺应慎用。中极直刺 0.5~1 寸，针前需排空小便，以免刺伤膀胱，孕妇禁用。子宫、提托直刺 0.8~1.2 寸，局部酸胀感向外生殖器放散，孕妇禁用。

2. 腰部穴位 肾俞、膀胱俞、大肠俞采用指切进针法，直刺 0.5~1 寸，也可向椎体方向斜刺 0.5~0.8 寸，不可向外斜刺，以免刺伤内脏，针刺时局部酸胀，有麻电感向臀部及下肢放射。命门直刺或向上斜刺 0.5~1 寸，不可深刺，以免刺伤脊髓；腰阳关直刺 0.5~1 寸；次髎直刺 1~1.5 寸，局部酸胀，有麻电感向骶部放射。腰眼直刺

0.5~1寸。长强进针时要紧靠尾骨前面，针尖向上斜刺0.8~1.2寸，不宜直刺或针刺过深，以免伤及直肠。志室直刺或斜刺0.5~0.8寸，不可直刺过深，以免刺中肾脏。秩边直刺1.5~2.5寸，局部酸胀，深刺时有麻电感向下肢放射，或向内倾斜45°斜刺2~3寸，局部酸胀，有时麻电感向外生殖器或肛门放射，或向内下方约呈45°斜刺2~3寸，酸胀感向肛门扩散。

（二）灸法操作

腰腹部穴位一般都可采用灸法，选取气海、关元、天枢、中脘、肾俞、志室、命门、秩边等穴，一般艾炷灸3~5壮、艾条灸5~10分钟、温针灸3~5壮，气海、关元温补培元可用大艾炷灸10~20分钟，艾炷灸时要注意选取合适大小的艾炷，艾炷未燃尽时及时更换新艾炷施灸，防止灸伤皮肤，至局部皮肤潮红为度。若灸后有轻微烫伤起疱，可用消毒棉签蘸万花油涂擦局部。另外，也可使用温灸器置于腹部和腰部进行大面积的艾灸。神阙多用艾炷隔盐灸或艾条灸，三角灸一般用艾炷灸5~7壮或温灸10~15分钟。命门可用隔附子饼灸，注意妊娠期妇女的腰骶部和下腹部不可施灸。

（三）罐法操作

腰腹部一般选用稍大号火罐，可选取肾俞、膀胱俞、气海、关元、天枢、大横等穴，拔罐后留罐15分钟，或用闪罐法。腰部督脉和足太阳经背部侧线，用火罐自上而下行走罐，以腰背部潮红为度。十七椎下、腰眼、次髎等穴，在穴位周围之络脉用三棱针迅速刺入，并针后立即拔罐，5~10分钟起罐。腰部疼痛可局部严格消毒，用梅花针叩刺出血，加拔火罐，留罐10~15分钟，用消毒棉签清理皮肤上残存的血液，注意火罐清洗后要消毒处理。

（四）皮肤针法操作

腰部督脉和足太阳经背部第1侧线，用梅花针自上而下叩刺，叩至皮肤潮红为度，每日一次；也可选取局部痛点叩刺出血。叩刺前要注意消毒，叩刺时要注意酌情确定刺激强度，腰腹部肌肉丰厚部位可适当选用中、重刺激，叩刺要稳、准，针尖与皮肤呈垂直接触并垂直抬起，切勿斜刺、拖刺、压刺。局部皮肤有出血者，可用酒精棉球擦拭一遍，防止感染。

（五）电针法操作

选取腰骶部同侧腧穴气海俞和八髎，或者选取腹部同侧穴位如天枢、带脉、子宫等，接通电针仪，电流强度应由小到大逐渐增加，切勿突然增强，以患者腰腹部肌肉微见跳动且能耐受为度，一般每次刺激30分钟，每日一次。孕妇不宜用电针法。

（六）穴位敷贴法操作

选命门、肾俞、志室、腰阳关、气海、关元、中脘等穴位，用白芥子、甘遂、细辛、丁香、苍术、川芎等量研成细粉，加入介质，调成糊状，制成直径约 1cm 的药饼，贴在穴位上，用胶布固定，每 3 天贴敷一次，5 次为一疗程，最好在三伏天应用。神阙穴可用白附子研末，取 0.5~1g，加入等量面粉，用沸水调匀，制成饼状，趁热敷脐上，用胶布固定。腰腹部敷贴时间可稍长，以皮肤无明显不适为度，避免损伤皮肤。

（七）穴位注射法操作

可根据病情需要选天枢、中脘、气海、关元、大横、子宫、肾俞、志室、膀胱俞等穴位，多选用维生素 B_1、维生素 B_{12}或当归注射液、丹参注射液、利多卡因、10%葡萄糖注射液、普鲁卡因等药物，每穴注射 1~2mL。注射方向参考毫针刺法，注射深度不宜超过毫针刺法深度。

第五节 胸背部针灸操作实训

【目的要求】

通过实习，掌握临床常用的胸背部针灸操作手法，在操作中，能够安全、无痛进针，恰当把握针刺深度，给予适当的刺激强度，熟练运用灸法和罐法。

【器材用具】

大托盘、1~2 寸毫针、消毒干棉球、75%酒精棉球、95%酒精棉球、碘伏、消毒干棉球、艾绒、艾条、罐具、止血钳、火柴或打火机、三棱针、皮肤针、电针仪、生姜、大蒜、大小镊子、药粉、介质、胶布、创可贴、医用橡胶手套、废物缸等。

胸背部肌层、脂肪组织较薄，且内有胸膜腔、心、肺和重要血管，故针刺不可过深，多采用斜刺或平刺。胸背大部分腧穴可用灸法，多用艾条灸和隔物灸；使用罐法时可留罐、闪罐、走罐，以留罐为主；皮肤针法操作时，胸部多用轻、中度刺激，背部多用中、重度刺激等。

【实训方法】

（一）毫针法操作

1. 胸部穴位 中府指切进针法直刺 0.3~0.5 寸，局部有酸胀感，或向外上方斜刺 0.5~0.8 寸，酸胀感可向前胸及上肢扩散，针尖不可向内斜刺，以免误入胸腔，刺伤肺脏。俞府提捏进针法或指切进针法斜刺或平刺 0.5~0.8 寸，不可深刺，以免刺伤胸膜、肺和重要血管。膻中用提捏进针法平刺，针尖向上、向下或向乳房两侧，进针 0.3~0.5 寸。大包斜刺或向外平刺 0.5~0.8 寸，不可深刺，以免刺伤胸膜、心、肺。天池提捏进针法或指切进针法直刺 0.3~0.4 寸深，有针感后即起针，如需留针时，将针提至皮下或肌层，斜刺或横刺 0.3~0.5 寸留针，不可直刺过深，以免刺伤胸膜、心、肺。日月提捏进针法或指切进针法斜刺或向外平刺 0.5~0.8 寸，不可深刺，以免伤及胸膜。

2. 背部穴位 肩井用指切进针法直刺0.3~0.5寸，不可过深，尤不可向前内斜刺过深，以免伤及胸膜和肺。天宗用指切进针法直刺或斜刺0.5~1寸，如遇到阻力不可强行进针。大椎用指切进针法直刺或微向上斜刺0.5~1寸，局部酸胀，向下或向两肩扩散，不可深刺，以免刺伤脊髓。至阳用指切进针法微向上斜刺0.5~1寸，不可深刺，以免刺伤脊髓。夹脊用指切进针法直刺0.5~1寸，不可向外深刺，以免伤及胸膜、心、肺。风门、肺俞、心俞、膈俞、肝俞、胆俞用指切进针法向椎旁斜刺0.5~0.8寸，不可深刺或向外斜刺，以免伤肺和胸膜。脾俞、胃俞用指切进针法向椎旁斜刺0.5~0.8寸，不能直刺过深，以免刺伤肺和胸膜，也不可向外斜刺过深，以免刺中肝、肾。膏肓用指切进针法向外斜刺0.5~0.8寸，不可深刺或向内斜刺，以免刺伤肺和胸膜。

（二）灸法操作

胸背部穴位一般采用温和灸或隔物灸，不适合瘢痕灸。中府、膻中、肩井、天宗、风门、肺俞、心俞、膈俞、肝俞、胆俞、膏肓、大椎、至阳等穴，一般隔物灸3~5壮，或艾条灸5~10分钟，或温针灸3~5壮。艾炷灸时要注意选取合适大小的艾炷，艾炷未燃尽时及时更换新艾炷施灸，防止灸伤皮肤，灸至局部皮肤潮红为度。另外，也可将温灸器置于背部进行大面积艾灸。

（三）罐法操作

胸背部一般选用中、大号火罐，一般可选取肩井、天宗、大椎、风门、肺俞、心俞、膈俞、肝俞、胆俞等穴，拔罐后留罐15分钟，或用闪罐法；背部督脉、足太阳经背部侧线或夹脊穴，用火罐自上而下行走罐法，以背部潮红为度；天宗、大椎也可采用针罐法；肩井、天宗、大椎、风门等穴根据病情需要，可结合皮肤针、三棱针刺络拔罐。

（四）皮肤针法操作

取背部督脉，足太阳经背部第1、2侧线，或夹脊穴，用梅花针自上而下叩刺，叩至皮肤潮红为度，每日一次；也可选取局部痛点叩刺出血。叩刺前要注意消毒，叩刺时要注意酌情确定刺激强度，一般选用中度刺激。叩刺要稳、准，针尖与皮肤呈垂直接触并垂直抬起，切勿斜刺、拖刺、压刺。局部皮肤有出血者，可用酒精棉球擦拭一遍，防止感染。

（五）电针法操作

多选取背部如风门、肺俞、心俞、肝俞、脾俞、膏肓等同侧腧穴，接通电针仪，电流强度应由小到大逐渐增加，切勿突然增强，以患者背部肌肉微见跳动且能耐受为度，一般每次刺激30分钟，每日一次，根据病情需要选择波形。孕妇禁用电针。

（六）穴位贴敷法操作

选中府、膻中、大椎、风门、肺俞、膏肓、脾俞等穴位，用白芥子、甘遂、细辛、丁香、苍术、川芎等量研成细粉，加入介质，调成糊状，制成直径约1cm的药饼，贴在穴位上，用胶布固定，每3天贴敷一次，5次为一疗程，最好在二十四节气和三伏天应用。穴位贴敷所用药物大多性味辛温，对皮肤有较强的刺激作用，因此要酌情决定贴敷时间。若局部出现灼热、瘙痒、丘疹等皮肤过敏反应，要立即除去敷贴药物。

（七）穴位注射法操作

根据病情需要，选择大椎、肺俞、风门、心俞、膏肓、肝俞、胆俞、脾俞、胃俞、肩井、天宗、膻中等穴位，一般用维生素 B_1、维生素 B_{12}，或当归注射液、丹参注射液等药物，每穴注射0.3~0.5mL。注射方向参考毫针刺法，注射深度不宜超过毫针刺法深度。

第六节　上肢部针灸操作实训

【目的要求】

通过实习，掌握临床常用的上肢部位针灸操作手法，在操作中，能够无痛进针，恰当把握针刺深度，给予适当的刺激强度，熟练运用灸法和罐法。

【器材用具】

大托盘、1~2寸毫针、消毒干棉球、75%酒精棉球、95%酒精棉球、碘伏、消毒干棉球、艾绒、艾条、罐具、止血钳、火柴或打火机、三棱针、皮肤针、电针仪、生姜、大蒜、大小镊子、药粉、介质、胶布、创可贴、医用橡胶手套、废物缸等。

上肢部腧穴与头面、躯干部腧穴相比，针刺较为安全，但手臂皮肤娇嫩，神经、血管丰富，容易造成血管、神经组织损伤，故针灸操作多以弱刺激为主，切勿针刺过深、操作手法过重，也不宜大幅度提插和捻转。例如：针刺法操作时多用浅刺、透刺；灸法操作时多用麦粒灸、艾条灸和隔物灸；使用罐法时多不留罐，以闪罐为主；皮肤针法操作时多用轻刺激等。

【实训方法】

（一）毫针法操作

1. 手部穴位　少商、中冲、关冲采用指切进针法，浅刺0.1寸，或点刺出血。少冲、少泽一般浅刺0.1~0.2寸，或用三棱针点刺出血。十宣浅刺0.1~0.2寸，或点刺出血。四缝点刺出血，或挤出少许黄白色黏液。八邪向上斜刺0.5~0.8寸，或用三棱针点刺出血。鱼际直刺0.5~0.8寸，以局部胀痛为度，或点刺出血。商阳一般向上斜刺0.1寸，或三棱针点刺出血。

合谷采用指切进针法，一般直刺0.5~0.8寸，局部酸胀，可扩散至肘、肩、面部；透劳宫或后溪时，出现手掌酸麻并向指端放散，针刺时针尖不宜偏向腕侧，以免刺破手背静脉网和掌深动脉而引起出血。本穴提插幅度不宜过大，以免伤及血管引起血肿，取针时要注意多按压。孕妇禁针。

阳溪采用指切进针法，直刺0.3~0.5寸，局部酸胀。后溪直刺0.5~0.8寸，或透刺合谷。腕骨直刺0.3~0.5寸，局部酸胀，针感扩散至手掌部。中渚、阳池、外劳宫直刺0.3~0.5寸。腰痛点由两侧向肘中斜刺0.5~0.8寸。大陵、劳宫直刺0.3~0.5寸。

2. 前臂穴位　通里、阴郄、神门采用指切进针法，一般直刺0.3~0.5寸。列缺直刺或针尖向上斜刺0.3~0.5寸。太渊避开桡动脉，直刺0.3~0.5寸。支正直刺或斜刺0.5~0.8寸，局部重胀，向下放散至手指。间使、支沟直刺0.5~1寸。偏历直刺或向上斜刺0.5~1.0寸，局部酸胀感。孔最直刺0.5~0.8寸，局部酸胀，针感可向前臂部放散。手腕附近腧穴针刺时应注意避开桡动、静脉，以防刺破血管，引起出血。

内关一般直刺0.5~1寸，深刺可透外关穴，局部酸胀，有麻电感向指端放射。外关直刺0.5~1寸，或透内关穴，局部酸胀，有时可扩散至指端；或向上斜刺1.5~2.0寸，局部酸胀，向上扩散至肘、肩部，治疗肘肩及躯干疾病；也可向阳池方向斜刺，治疗腕关节疾病。

手三里直刺0.5~1寸，局部酸胀沉重，针感可向手背部扩散。曲泽直刺1~1.5寸，或点刺出血。尺泽直刺0.8~1.2寸，或点刺出血。曲池直刺0.8~1.2寸，深刺可透少海，局部酸胀或向上放散至肩部或向下放散至手指，治肘部疼痛时可用“合谷”刺或“齐刺”法或三棱针点刺放血。

3. 上臂穴位　少海直刺0.5~1.0寸，局部酸胀，有麻电感向前臂放散。臂臑一般直刺0.5~1.0寸，或针尖向肩部方向斜刺1~2寸，透入三角肌中，局部酸胀，可向整个肩部放散。肩前一般直刺0.5~1.0寸。

肩髎向肩关节直刺1~3寸，臂外展，沿肩峰与肱骨大结节之间进针，深刺可透极泉，酸胀可扩散至整个关节腔，可有麻电感向下扩散；或向下斜刺2.0~3.0寸，退针至浅层，再依次向两旁斜刺，即“合谷刺”，酸胀感可扩散至肩部，或麻电感放散至手指。

肩髃一般直刺或针尖向肘部斜刺1.0~1.5寸，透极泉时抬臂，向极泉方向进针，深2~3寸。极泉避开腋动脉，直刺0.3~0.5寸，整个腋窝酸胀，有麻电感向前臂、指端放射，或上肢抽动，以3次为度；极泉不宜大幅度提插，以免刺伤腋窝部血管，引起腋腔内出血。

（二）灸法操作

一般来讲，上肢部穴位，特别是手部皮薄肌少要少灸，主要用悬灸、隔物灸等温和的灸法。合谷可以用艾炷灸或温针灸3~5壮，艾条灸10~20分钟，手三里、曲池、肩髎等穴位可用温针灸和隔物灸，灸至腧穴局部皮肤呈现红晕即可。关节处的穴位如少海等不宜直接灸，手部穴位不宜使用瘢痕灸，以免形成瘢痕，影响手部活动和美观。艾灸时要特别注意避开血管等。

（三）罐法操作

上肢部主要以闪罐和刺络拔罐法为主。手部肌肉浅薄不宜拔罐，上臂部可取肌肉丰厚处的穴位，如手三里、曲池、臂臑、肩髃等可先用三棱针点刺，再选用合适大小的罐体，可行闪罐法，也可直接留罐10分钟后起罐。

（四）皮肤针法操作

上肢部可用梅花针按手三阴经、三阳经循经叩刺，在关节周围可进行环形叩刺。肩胛部位可由肩胛骨内缘从上向下叩刺，或由肩胛冈外缘从内向外叩刺，若举臂困难可着重刺腋窝后上方和前上方的肩关节周围处。叩刺顺序一般由上到下、由内到外进行，强度不宜过大，以局部明显潮红为度。

（五）电针法操作

上肢部位可取单侧合谷、外关、曲池、肩髃等，穴位消毒，刺入毫针并得气，接通电针仪，通电10~20分钟，强度以患者手部肌肉微见跳动而能耐受为度。此法适用于上肢部疼痛或活动受限的治疗。

第七节　下肢部针灸操作实训

【目的要求】

通过实习掌握临床常用的下肢部针灸操作手法，在操作中，能够无痛进针，恰当把握针刺深度，给予适当的刺激强度，熟练运用灸法和罐法。

【器材用具】

大托盘、1~2寸毫针、消毒干棉球、75%酒精棉球、95%酒精棉球、艾绒、艾条、罐具、皮肤针、生姜、大蒜、大小镊子、一次性注射针、生理盐水、废物缸等。

【实训方法】

下肢股部、小腿肌肉丰厚，针刺操作时可以深刺、强刺激，灸法可用艾炷灸、艾条灸和隔物灸，罐法如留罐法、刺血拔罐法、走罐法、闪罐法等均可选用。足部远端肌肉浅薄，骨节较多，故在足部针刺宜浅，多用浅刺、点刺、透刺，灸法多用麦粒灸、艾条灸和隔物灸，罐法根据部位适当选用大、中、小罐操作，皮肤针多用轻刺激等，三棱针多在井穴处点刺出血。

（一）毫针法操作

1. 股部穴位　环跳穴采用夹持进针法，直刺2~3寸。风市采用夹持进针法，直刺1~2寸。

2. 膝周穴位　梁丘采用夹持进针法或爪切进针法，直刺1~1.2寸。血海采用夹持进针法或爪切进针法，直刺1~1.5寸，可向梁丘透刺。百虫窝采用夹持进针法，直刺1.5~2寸。鹤顶采用夹持进针法或爪切进针法，直刺1~1.5寸。膝眼向膝中斜刺0.5~1寸，或透刺对侧膝眼。阳陵泉采用夹持进针法或爪切进针法，直刺1~1.5寸，可向阴陵泉透刺。曲泉采用爪切进针法，直刺0.8~1寸。阴陵泉采用夹持进针法或爪切进针法，直刺1~2寸，可向阳陵泉透刺。委阳、委中采用夹持进针法或爪切进针法，直刺1~1.5寸。

3. 小腿部穴位　足三里、上巨虚采用夹持进针法或爪切进针法，直刺1~2寸。下巨虚、丰隆、胆囊、阑尾采用夹持进针法或爪切进针法，直刺1~1.5寸。承山采用夹持进针法或爪切进针法，直刺1~2寸，可向条口透刺，不可过强刺激，以免引起腓肠肌痉挛。飞扬、三阴交、光明采用夹持进针法或爪切进针法，直刺1~1.5寸。悬钟采用爪切进针法，直刺0.5~0.8寸。

4. 踝周穴位　复溜、解溪采用爪切进针法，直刺0.5~1寸，可向丘墟或商丘透刺。昆仑采用爪切进针法或单手进针法，直刺0.5~0.8寸，可向太溪透刺。太溪采用爪切进针法或单手进针法，直刺0.5~0.8寸，可向昆仑透刺。大钟、申脉采用爪切进针法或单手进针法，直刺0.3~0.5寸。照海、丘墟采用爪切进针法，直刺0.5~0.8寸，或向解溪透刺。

5. 足部穴位　然谷采用爪切进针法或单手进针法，直刺0.5~0.8寸。公孙、太冲采用爪切进针法或单手进针法，直刺0.5~1.2寸。足临泣采用爪切进针法或单手进针法，直刺0.3~0.5寸。内庭、太白采用爪切进针法或单手进针法，直刺或斜向足背刺入0.5~0.8寸。八风采用爪切进针法或单手进针法，直刺或斜向足背刺入0.5~0.8寸，或点刺出血。隐白、至阴、大敦、厉兑、足窍阴采用单手进针法，浅刺0.1~0.2寸，或点刺出血。涌泉采用爪切进针法或单手进针法，直刺0.5~1寸，可向太冲透刺。

（二）灸法操作

一般来讲，下肢部腧穴均可使用灸法，大部分腧穴如环跳、风市、血海、梁丘、百虫窝、足三里、上巨虚、下巨虚、丰隆、阳陵泉、三阴交、阴陵泉、承山、飞扬、复溜、光明、悬钟、胆囊、阑尾、内庭、太冲、八风、公孙、足临泣可使用多种灸法，如温针灸、艾炷灸、艾条灸、直接灸、隔物灸、悬灸等。位于膝关节周围的腧穴如鹤顶、膝眼、曲泉、委阳、委中，踝关节周围的腧穴如解溪、昆仑、申脉、太溪、大钟、照海、丘墟、然谷，足底部的涌泉，禁止使用瘢痕灸，其中委中、解溪也因内有血管而禁止使用瘢痕灸。远端腧穴如厉兑、隐白、太白、至阴、足窍阴、大敦一般采用小艾炷或麦粒灸。

（三）罐法操作

下肢股部、小腿多用大、中号罐，可根据病情需要选用多种罐法，如留罐法、走罐法、闪罐法、刺络拔罐法、针罐法、药罐法等；足踝部和足跗部腧穴多使用小罐操作，可采用闪罐法、留罐法、刺络拔罐等；足部远端腧穴不宜使用罐法。刺络拔罐法操作时需先消毒，然后用三棱针、皮肤针或毫针点刺或叩刺，再选用大小合适的火罐吸拔于点刺或叩刺的部位，使之出血，出血量视病情而定；其余罐法以局部皮肤潮红、充血或瘀血为度。

（四）皮肤针法操作

下肢部腧穴均可使用皮肤针法，可沿经脉进行循经叩刺，也可在腧穴局部进行叩刺，如遇热证、实证、瘀血证，瘾疹、痤疮等皮肤病，可结合罐法进行刺络放血。

（五）电针法操作

下肢腧穴均可连接电针仪，选同侧两个腧穴为一组，通电时间为15~20分钟，强度以患者能耐受为度，并根据不同病情选择适宜的波形。

（六）穴位贴敷法操作

可根据病情需要选足三里、阳陵泉、悬钟、血海等穴位，用白芥子、甘遂、细辛、丁香、苍术、川芎等量研成细粉，加入介质，调成糊状，制成直径约1cm的药饼，贴在穴位上，用胶布固定，每3天贴敷一次，5次为一疗程。

（七）穴位注射法操作

下肢部大部分腧穴可使用穴位注射法，根据不同病情选取药物，常用的注射液有复方当归注射液、丹参、板蓝根、徐长卿、威灵仙、鱼腥草、川芎、野木瓜、黄芪等中成药注射液，维生素 B_1、维生素 B_{12}、维生素C、葡萄糖、生理盐水、维丁胶性钙、三磷酸腺苷、辅酶A、加兰他敏、盐酸普鲁卡因、利多卡因、泼尼松龙、曲安奈德等西药注射液。

环跳穴位注射时应避开坐骨神经干，宜向髋关节方向进针，若稍偏向内侧进针遇到向下肢及足底放射的麻电感，则应立即退针更换针刺方向。委中应注意避开胫神经、腘动脉、腘静脉和一些小血管，穴位稍偏内侧为腘静脉，稍偏外侧是胫神经，正对深处是腘动脉，故穴位注射宜直刺，刺入深度不超过1寸，如遇麻电感向足底放射时需立即退针更换针刺方向，注入药物前务必先回抽，无回血后再缓缓注入。足三里穴位注射宜在胫骨前缘旁开一横指（中指）范围内直刺或稍偏向胫骨进针，若在胫骨前缘旁开一横指以外直刺或偏向腓骨进针，则可能将药物注入胫前动脉或伤及腓深神经，故进针深度为1~1.5寸，最多不超过2寸。阳陵泉穴位注射宜直刺进针1~1.5寸，若向后下方刺入1~2寸则可能伤及腓总神经。三阴交穴位注射宜直刺进针1~1.5寸，若略斜向后外刺入1~1.5寸则有可能伤及胫神经和胫后动静脉。太溪穴位注射宜直刺进针0.5寸，若略偏向内踝刺入0.3~0.5寸则有可能伤及胫神经和胫后动静脉。

第三章　常用推拿操作实训

第一节　推拿操作基本知识

在中医学和西医学理论的指导下，术者运用特定的动作技巧，在人体体表的相应部位进行的手法操作，即推拿手法。

【操作前注意事项】

术者在进行推拿的时候，需要注意操作的姿势和呼吸。首先，术者要保持上半身正立，尤其是腰部的直立状态，以防出现腰肌劳损及操作姿势僵硬；其次，术者还需要将上肢关节放松，使操作的力量处于柔和的状态，防止上肢肌肉和关节损伤，也能让受术者更好地接受手法治疗；再次，术者在整个操作过程中需要保证呼吸自然，有节律地配合手法操作，不可屏气。

术者在使用推拿手法时需要注意力量的使用，一般是要求运用肢体近端的力量带动肢体远端发力，远端不主动发力，以免造成关节损伤。在操作过程中还需要注意整体用力，将全身的力量都调动起来，而不是单纯使用某一个部位的力量。推拿操作犹如练习太极拳一般，应当做到手法自然，过程行云流水，手到病除。

术者在操作过程中，要全神贯注，思想集中；含胸舒背，收腹吸臀，做到意到、手到、气到、力到。身体根据手法操作的需要，随时变换，灵活转侧，保持施术过程中全身各部位的动作协调一致，尽可能达到推拿操作的最高境界。《医宗金鉴》记载的“一旦临证，机触于外，巧生于内，手随心转，法从手出”，即为推拿手法的至高境界。

【操作基本要求】

推拿手法按照操作的动作形态可以分为六大类，按照作用的主要对象不同，又分为松解肌肉类手法和运动关节类手法。

（一）松解肌肉类手法

松解类手法包括摆动类手法、摩擦类手法、挤压类手法、叩击类手法、振动类手法，每一种手法都有其特定的技术要求，但其共性要求为均匀、柔和、持久、有力，进而达到深透和渗透的效果。

1. 均匀　指手法操作在力量、速度、操作幅度方面必须具有较好的节律性，才能有较好的治疗作用和观赏性，受术者也可以较好地适应手法操作。操作时根据治疗对象、部位、疾病的性质不同，手法也应有所不同。这是推拿初学者需首先要掌握的要求。

2. 柔和 指手法操作应做到从容和缓，轻而不浮，重而不滞，刚中有柔，刚柔相济；动作稳柔灵活，用力和缓，讲究技巧性，变换动作自然流畅，毫无涩滞。推拿初学者在均匀的基础上，掌握柔和的操作要求，即可较好地施用手法来治疗疾病，且能避免自身不必要的劳损。

3. 持久 指推拿手法在均匀和柔和的基础上，操作足够时间而不变形，才能达到治疗疾病的目的。因为大部分推拿手法在临床应用时，需要操作较长的时间才能取得预期的疗效，如果缺乏持久性，势必影响疗效。

4. 有力 指手法操作过程中必须具备一定力量，这样的力量应当是一种巧力或是柔中带刚的力量，而不是暴力或者蛮力。力量是推拿治疗疾病的必备条件，是在反复练习推拿手法的过程中逐渐获得的，而不是一种简单粗暴的力量。在力的运用上须根据治疗对象、施治部位、病证虚实而灵活掌握。其基本原则是既保证治疗效果，又避免发生不良反应。

5. 深透和渗透 指手法作用的最终效果不局限于体表，要达到组织深处的筋脉、骨肉，功力达到脏腑，这是手法的最终要求。要做到这一点，必须做到均匀、柔和、持久、有力的协调统一。术者应当首先掌握松解肌肉类手法的操作形态和动作要领，使形态可以较完整而有节律地展现出来；其次，在初期练习的过程中注意手法柔和，做到动作形态美观大方；再次，将手法持续作用于体表的特定部位，逐渐发力，使力量可以和缓、均匀地渗透到受术者的皮下、肌肉组织中，最终达到“深透”的作用效果。

（二）运动关节类手法

运动关节类手法主要针对错位的关节及其周围软组织进行操作，主要包括摇法、扳法、拔伸法、屈伸法、背法等。操作过程应符合稳、准、巧、快的基本技术要求，不能使用蛮力。

1. 稳 指术者手上的力量要厚重稳当，要能稳稳地固定好患者的关节，这是运动关节类手法操作的首要要求。应做到平稳自然、因势利导，避免生硬粗暴。

2. 准 指运动关节时，要明确了解对应关节的生理活动范围以及在患病过程中关节活动的范围。准确掌握对应关节的活动范围，可以有效避免医疗意外的发生，达到治疗目的。

3. 巧 指手法施力方面的要求，强调运用巧力对关节进行活动，以柔克刚，即所谓的“四两拨千斤”。活动过程应做到轻松自如，不可使用蛮力、暴力。

4. 快 指术者运用“巧力寸劲”对关节进行活动，以达到整复关节的目的。术者需要对发力时机做出判断，一般在关节活动到弹性极限位置而又没有明显阻力的时候发力，力量不能过大，以免造成关节损伤。运用扳法时不可强行追求弹响声。

以上四个方面的手法要求应贯穿于运动关节类手法操作的全过程，只有这样才能确保手法的安全性和有效性。

【操作环境】

推拿操作的工作条件非常重要，一般在室内操作。受术者不能直接受风。如要暴露受术者身体，室温控制在26℃左右，不使受术者感到寒冷。室内要保持安静，不能有噪声。光线不仅要充足，而且要柔和。

室内应备有推拿操作床、操作凳、治疗巾。推拿操作床的头部位置要有孔。操作凳不宜有靠背，应可以调节高度。治疗巾应分大、中、小，用于需要覆盖后操作的部位上。治疗床周围应用屏风遮住，保护受术者隐私。

【操作体位】

施行推拿手法在选择体位时，应考虑以下两个方面：①有利于受术者肌肉充分放松，并保持较长时间接受治疗的舒适、安全体位。②有利于受术者手法得到充分发挥。

（一）受术者体位

受术者采取的体位一般为卧位与坐位，较少采用立位。

1. 卧位

（1）仰卧位：受术者仰面卧于床上，两下肢伸直，上肢自然置于身体两侧。在颜面部、胸腹部及四肢前侧方等部位施以手法时，常采取此体位。

（2）俯卧位：受术者俯卧于床上，将面部向下置于推拿床孔口处，两下肢伸直，上肢自然置于身体两旁或屈肘向上置于头部两侧，肌肉放松，呼吸自然。在项背、腰臀及上下肢后外侧施术时，常采用此体位。

（3）侧卧位：受术者侧向而卧于床上，两下肢均屈曲，或一侧下肢屈曲，另一侧下肢伸直，在上的一侧上肢自然伸直，置于身上，在下的上肢前屈，置于床面或枕头下。在肩部、上肢外侧、腰骶部及下肢外侧施术时，常采用此体位。

2. 坐位

（1）端坐位：受术者端正而坐，肌肉放松，呼吸自然，两上肢自然下垂。在做颈项部、肩部和四肢远端部位施术时，常采用此体位。

（2）俯坐位：受术者端坐后，上身前倾，略低头，两肘屈曲置于膝上，或两臂置于桌上、椅背上，肩背部肌肉放松，呼吸自然。在颈项部以及腰背部施术时，常采用此体位。

（二）术者体位

在推拿操作过程中，术者大多采用站立位操作。在头面部和腹部施术时，术者可采用坐位。

第二节 头面部推拿操作实训

【目的要求】

通过实训，掌握头面部的常用推拿手法及流程，能够独立运用推拿技术治疗不同类型的头面部疾病（失眠、头痛、面部美容、面瘫等）。

【器材用具】

黄芪霜、按摩油、毛巾。

【实训方法】

（一）体位准备

受术者取仰卧位，术者坐于床头。

（二）操作方法

1. 开天门 术者用两手拇指指腹或桡侧缘，自受术者两眉之间印堂穴至前发际神庭穴交替做直推法，其余四指置于头的两侧并相对固定。操作24次。

2. 推坎宫 术者用两手拇指指腹桡侧缘，自受术者前额中线向两侧分推至太阳穴。分推从两眉弓开始，逐渐移至前发际。操作24次。

3. 运太阳 术者将双手置于受术者头两侧固定头部，用双手拇指指腹分别运太阳穴区域。操作24次。也可用拇指、掌根、大鱼际等部位按揉太阳穴。

4. 大鱼际揉前额及面颊部 术者左手固定受术者头部，右手以大鱼际摆揉法在前额操作，可由前额正中揉至一侧太阳穴，再沿下眼眶揉至鼻根，然后沿另一侧前额揉至对侧太阳穴。接着仍以大鱼际摆揉法，按照太阳→下关→颊车→承浆的顺序操作，也可用双手大鱼际摆揉法向两侧同时操作。操作3~5遍。

5. 一指禅偏峰推眼眶 受术者双眼微闭，术者一手扶住患者头顶部以固定，另一手用一指禅偏峰推法从一侧睛明穴推起，沿上眼眶向外推至同侧瞳子髎穴，再沿下眼眶向内经目内眦推至对侧睛明穴，然后按照上眼眶向外、下眼眶向内的顺序做“∞”（此为横8字，形似人的两个眼眶，推拿常用表达符号）字形的环推。操作3~5遍。

6. 抹面 术者以双手拇指指腹和大鱼际并列置于受术者鼻根部两侧，然后顺上颌下缘经颧髎、下关穴推抹至耳门穴，继而经上关穴回到起始位置。操作3~5遍。抹面法常与摩面法相配合，前者手法重，后者手法轻，可轻重交替使用。做面部美容时可适当延长操作时间，也可配合黄芪霜等进行操作。

7. 干洗脸 术者双手掌放于受术者左右面部，在其整个面部施以掌摩法或三指摩法，令面部皮肤松弛，然后双手五指略并拢，以指腹与掌心着力于左右面颊，自上而下，推运抚摩，形似洗脸，直至面部皮肤红润、微热。操作3~5遍。

8. 点按面部穴位　指抹鼻旁至迎香穴，指抹口周，点按面部穴位如攒竹、鱼腰、丝竹空、睛明、颧髎、下关、迎香、地仓、颊车、廉泉、承浆，每穴点按3~5遍。

9. 点按头顶五经　术者两手拇指自受术者前发际向后，交替点按头部督脉、膀胱经、胆经经线。每条线点按3~5遍。受术者取坐位时，术者可用五指拿法，中指指腹拿督脉，食指、无名指拿两侧的膀胱经，拇指、小指拿两侧胆经。对于颠顶痛者，术者应着力点揉百会穴。对于偏头痛者，术者应沿胆经及三焦经点揉，力量可稍重。

10. 点揉枕后穴位　术者以食、中二指分别点揉受术者项后五经，即依次揉项部正中的督脉、膀胱经、胆经，并以食、中二指点揉枕后的风池穴及其周围。操作3~5遍。

11. 捻揉耳廓　术者以拇指、食指捻揉受术者耳垂及耳廓，并向下拽摇耳垂，使耳道内部产生烘热感，并以食指、中指夹住耳根前后，双手上下方向搓擦耳根。操作3~5遍。

12. 温掌熨目　术者双手迅速摩擦生热，待手掌热度较高时，将双手掌轻置于受术者双目及附近面部，使其能立刻感受到温热。

13. 点按耳前三穴　令受术者稍张口，术者以双手中指点按两侧耳门、听宫、听会。操作3~5遍。

14. 推胆经、推桥弓　受术者头部转向一侧，暴露另一侧的胸锁乳突肌。术者用大鱼际从太阳穴向后绕行耳廓，掌推胆经；从翳风穴推向锁骨上窝的缺盆穴，即推桥弓。一侧推完即换推另一侧，每侧操作10~20次。

15. 扫散胆经　术者双手五指掌指关节微屈，将五指指端分置于受术者头部两侧，循头侧胆经前后滑动扫散。操作3~5遍。

16. 前额头顶佛手叩法及梳法　术者双手手掌并拢，五指张开，以小拇指尺侧缘叩击受术者前额、头顶及两侧，并以双手四指梳理头皮。操作3~5遍。

【注意事项】

1. 头面部操作手法宜轻柔、和缓。
2. 头部点按穴位多用指腹操作，操作时注意"揉三按一"的原则。
3. 在眼眶周围操作，注意避免损伤眼球。
4. 术者注意上半身直立，和受术者被操作部位保持一定的距离。

第三节　颈项部推拿操作实训

【目的要求】

通过实训，掌握颈项部的常用推拿手法及流程，能够独立运用推拿技术治疗不同类型的颈项部疾病（颈椎病、落枕等）。

【器材用具】

治疗椅、毛巾。

【实训方法】

(一) 体位准备

术者取站立位，受术者取坐位，将毛巾铺于操作部位。

(二) 操作方法

1. 一指禅靠推颈部 术者站于受术者左后方，左手扶住受术者前额部，右手拇指置于受术者颈部风池穴并向下稍用力，使其局部有酸胀感，其余四指轻放于颈对侧起支撑作用，腕关节弯曲成90°，前臂左右来回摆动，自风池穴向下至肩井穴，自风府穴向下至大椎穴，紧推慢移，操作于颈部的三条线上。操作3~5遍。

2. 小鱼际揉颈部 术者站于受术者左后方，左手扶住其前额部，用右手小鱼际部位在受术者颈部做揉法。操作3~5遍。

3. 掌揉肩胛部 术者接上式，一手扶受术者肩部，另一手从上而下掌揉其项背部，重点是掌根揉斜方肌，放松项背部软组织。操作3~5遍。

4. 㨰颈项部 术者站于受术者左后方，一手扶住受术者前额部，另一手在项背部做㨰法，重点㨰颈椎下段与肩胛骨之间区域，即大椎、肩井至天髎穴之间肌肉丰厚处，可左右往返数次。操作㨰法的同时，扶住前额的一手可从不同角度放松肌肉，如可在颈椎前屈位放松项背后部肌肉，在颈椎侧屈位放松项背侧方肌肉，边㨰动边使颈椎前屈后伸、左右旋转、左右侧屈，并逐渐加大颈椎活动范围。操作3~5遍。

5. 肘㨰肩井穴 术者站于受术者后方，左手固定其肩部，右肘部在受术者肩井穴附近肌肉处施以㨰法，使受术者深层肌肉放松。操作3~5遍。

6. 点按颈项部穴位 术者对受术者的颈部进行穴位点按，如风池、风府、颈夹脊、肩井、天髎、天宗等穴位。操作3~5遍。

7. 拨颈项部肌肉 术者一手扶住受术者前额部，另一手以拇指端置于一侧颈肌外缘上部，沿横突与棘突之间由上而下进行拨法，起于乳突部，止于缺盆处，后施以拇指揉法放松肌肉，操作3~5遍。也可操作于颈后正中线。

8. 拿揉颈项部 术者站于受术者侧后方，一手扶其前额，另一手以拇指与其他四指相对拿揉颈项两侧肌肉，自风池穴向下，有节律地拿揉至颈根部；也可双手协同操作拿揉法。操作3~5遍。

9. 拿肩井及项背部斜方肌 术者以双手分置于受术者左右肩井穴处，拇指与其余四指相对，拿提斜方肌。注意要从内到外、从上到下，有节奏、广泛、全面地放松肌肉。操作3~5遍。

10. 牵拉颈部肌肉 术者一手扶受术者肩部，另一手向不同方向推其头部，使颈椎前屈、侧屈，并在最大活动范围处停顿5~10秒，以牵拉项背部的肌肉、韧带等软组织。操作3~5遍。

11. 拔伸颈部 受术者端坐，颈椎微前屈，术者站其侧方施以肘托颈部拔伸法。以一掌托其枕部，另一上肢肘窝托其下颌，稍活动，感觉已托稳枕颌部后，逐渐垂直向上缓慢牵引。术者也可站于受术者身后，以双掌从两侧托住枕颌部，双手拇指置于乳突后方，余指掌指关节置于下颌部，逐渐向上拔伸颈椎。操作3~5遍。

12. 摇颈椎 在颈椎拔伸的基础上，术者双手固定受术者头部，缓慢环转，可逆时针或顺时针，并可逐渐加大摇动范围。摇法以轻、巧为主，不可施以暴力。

13. 颈部斜扳法 受术者端坐，头略前倾，放松颈肩部。术者站其侧后方，左手托住下颌部，右手扶住头枕部，左手向后，右手向前，轻用力，将颈部活动到弹性限制位，后双手循原来发力方向突施巧力，行左侧颈部斜扳法，颈部常会出现弹响声，标志操作完成。然后双手互换位置，施以右侧颈部斜扳法。

14. 拍击肩背部 术者在受术者大椎与肩井之间肌肉丰厚处，施以轻快的佛手叩法、屈拳叩法，或在肩背部施以拍法。注意不能在颈后部及颈侧方使用击法或拍法。

【注意事项】

1. 术者应尽可能保持身体直立位操作，避免腰肌劳损。
2. 手法宜轻柔和缓，力量不宜过重。
3. 在使用扳法时，应注意“稳、准、巧、快”，切忌暴力、蛮力，以免发生意外。
4. 颈部推拿时也可请受术者取俯卧位，操作步骤相同。

第四节 腹部推拿操作实训

【目的要求】

通过实训，掌握腹部的常用推拿手法及流程，能够独立运用推拿技术治疗不同类型的消化系统疾病（腹胀、腹痛、消化不良、肥胖等）。

【器材用具】

治疗巾、按摩油。

【实训方法】

（一）体位准备

受术者取仰卧位，术者站或坐于床旁。

（二）操作方法

1. 摩腹 术者用单掌摩法，以肚脐为圆心，按肠蠕动方向摩动，即右腹外侧区→右季肋区→上腹区→左季肋区→左腹外侧区。力量不宜过重，速度宜缓，时间可稍长。也可用双掌摩腹，一手掌沿肠蠕动方向摩动完整的圆形，另一掌沿肠蠕动方向摩动半个圆形后，从掌背滑过，继续前一次操作，即太极摩法。操作3~5分钟。操作时可加按摩油。

2. 揉腹 术者用掌揉法操作于受术者腹部，速度宜缓，力量稍重，可触及胃肠，移动方向与摩腹相同，每个部位揉动10次再移至下一个部位。操作3~5分钟。

3. 分推腹部 术者先以双手拇指从受术者腹部中央任脉沿肋弓向两旁分推数次，然后逐渐向下腹移动，以上脘、中脘、神阙为中心向两旁分推，称为“分推腹阴阳”（推拿专用名词“分阴阳”，另有分推头阴阳、手阴阳等），由上向下，以全掌从剑胸结合向耻骨联合直推腹部。操作3~5分钟。

4. 掌推全腹部 术者一手掌的大鱼际和掌根部着力于受术者腹部，从上腹部缓推至下腹部，先推中间，后推两边，依次推遍全腹；也可双掌叠掌操作。操作3~5分钟。

5. 一指禅推腹部 术者以受术者上脘穴为起点，沿任脉走向，施以一指禅指端推法，推至关元穴。注意要越过神阙穴操作。操作3~5分钟。

6. 点揉腹部穴位 以拇指或中指点按穴位，如上脘、中脘、下脘、太乙、天枢、大横、气海、关元、水道等，疏通腹部气机。在受术者呼气时逐渐用力持续点压，在其吸气时继用揉法。每穴操作3~5遍。

7. 震颤腹部 术者以掌心贴于受术者腹部神阙、中脘、关元穴，靠上肢屈伸肌群交替的收缩与舒张力量振腹半分钟，以振奋腹部阳气。注意手掌不可向下施加较大压力。

8. 提抖腹部 术者以两手掌分置于受术者脐部两侧，以两手拇指与相对的食指、中指向中央聚拢，捏拿腹部脂肪及肌肉，并向上提抖。

9. 按腹主动脉 术者在受术者中脘至神阙穴部位施以掌按法，感受动脉跳动10次后放松。此时受术者有下肢温热感。此法可反复操作数次。

【操作注意事项】

1. 因腹部有很多脏器，手法操作力量不宜过重。
2. 进行震颤腹部操作时，术者宜自然呼吸，不宜屏气。

第五节 腰背部推拿操作实训

【目的要求】

通过实训，掌握腰背部的常用推拿手法及流程，能够独立运用推拿技术治疗不同类型的腰背部疾病（胸椎关节紊乱、腰椎间盘突出症、急性腰扭伤、第3腰椎横突综合征等）。

【器材用具】

治疗巾、按摩油。

【实训方法】

（一）体位准备

受术者取俯卧位，术者站于床旁。

（二）操作方法

1. 摩腰背部 术者以单掌在受术者腰背部施以轻柔的掌摩法，从上向下，从左往右，依次操作。操作3~5遍。

2. 叠掌按揉腰背部 术者双手叠掌在受术者腰背部施以按揉法，操作于受术者浅层和中层肌肉处，从上向下，从左往右，依次操作。操作3~5遍。

3. 㨰腰背部 术者在受术者腰背部两侧竖脊肌先施以㨰法，从上向下，从左往右，依次操作5~10遍；后施以肘㨰法，作用于深层肌肉，从上向下，从左往右，依次操作5~10遍。

4. 推腰背部 术者以单掌或双掌先沿受术者背部正中督脉及其两侧膀胱经，从上向下施以掌推法，推至第5腰椎或髂后上棘附近；然后，以双掌从脊柱向两旁分推背部。操作3~5遍。

5. 按揉腰背部 术者在受术者脊柱及两侧用掌按揉法，从上而下，先做对侧再做同侧，每侧3~5遍，以充分放松脊柱两侧的肌肉。

6. 拇指揉腰背部经脉 术者沿受术者督脉，夹脊线，膀胱经第1、第2侧线施以拇指揉法。督脉行于腰背部正中棘突线上，力量可稍轻，仔细体会棘突的位置、棘突间的感觉，棘上韧带、棘间韧带是否有损伤；按揉棘突两旁的夹脊线要体会棘突是否偏歪；膀胱经第1、第2侧线可施以揉拨法。按揉时要逐条进行，力量可稍重，在每条线上寻找敏感点，特别是膀胱经第1侧线。

7. 点按背俞穴 术者点按受术者背俞穴，如肺俞、心俞、肝俞、脾俞、胃俞、肾俞及关元俞。每个腧穴点按力量由轻到重，以受术者有酸、胀感为度。操作3~5遍。

8. 一指禅推膀胱经穴 术者以一手拇指端着力于受术者脊柱左或右侧膀胱经大杼穴处，用一指禅推法自上而下，循膀胱经推至膀胱俞处止。操作3~5遍。

9. 弹拨腰背部竖脊肌 术者双手拇指交叠，弹拨受术者背部竖脊肌，从膀胱经第1侧线向下到膀胱俞为止，后施以掌揉法放松肌肉。操作3~5遍。拨法操作时以双侧上肢发力为主，拇指不主动发力。

10. 捏脊 从受术者骶部开始至大椎穴止，术者用二指或者三指提捏其背部皮肤，操作3~5遍。

11. 横擦腰骶部 暴露受术者腰骶部皮肤，术者以一手掌或者小鱼际在腰骶部做擦法，以透热为度。

12. 背部小关节整复 若某个棘突出现偏歪，同节段的椎体间关节会出现压痛，可施以胸椎关节整复法。术者双掌交错，将腕骨处按于受术者损伤平面的棘突上，令受术者深吸气后逐渐呼气，逐渐向下用力，在受术者呼气末瞬间向下突发压力，以起到牵拉深层肌肉韧带、整复胸椎关节错位的作用。

13. 腰椎关节整复 术者站于受术者右侧，受术者侧身面向术者，身体放松；术者将受术者右下肢伸直，左下肢屈曲于右下肢膝盖上；术者右肘部置于受术者臀部上，左肘部置于受术者肩部，左右肘相向用力，将受术者脊柱置于弹性限制中立位（受术者可随术者轻轻晃动），后突施以巧力，使腰椎出现弹响声。

14. 腰椎拔伸 令受术者双手抓住床头，术者站于床尾握住受术者踝关节，身体向后倾斜，拔伸受术者腰椎。注意用力要稳。

15. 腰椎摇法 术者站于受术者右侧，右手置于受术者腰部固定腰椎，左手置于受术者下肢膝盖以上部位（不可置于膝盖及以下部位），通过晃动自身身体来摇动受术者的下肢。操作时宜缓慢画圆，不可加用暴力，也不可屏气。

16. 叩击腰背部 术者在受术者背部施以双掌拍法，在腰骶部施以双拳叩法，节奏轻快。

【操作注意事项】

1. 腰背部肌肉较紧实，操作时不宜使用暴力或者蛮力，避免出现骨折、岔气等意外。
2. 腰背部整复关节前，宜充分放松软组织，扳法不宜追求关节的弹响声。
3. 术者应注意保持腰部直立，避免腰肌劳损。

第六节　上肢部推拿操作实训

【目的要求】

通过实训，掌握上肢部的常用推拿手法及流程，能够独立运用推拿技术治疗不同类型的上肢部疾病（肩周炎、网球肘、肱二头肌肌腱炎等）。

【器材用具】

治疗椅、治疗巾。

【实训方法】

（一）体位准备

受术者取端坐位，术者站其前外方，将治疗巾铺于操作部位。

（二）操作方法

1. 㨰上肢肌肉 嘱受术者上肢伸直，外展90°，术者一侧上肢屈肘90°，并且掌心向上握住受术者一侧肘关节，另一手在三角肌、肱三头肌、前臂伸肌群或肱二头肌及前臂屈肌群，施以㨰法。

2. 拿揉上肢肌肉 术者先拿受术者肩井、三角肌部位，再顺势向下，拿上肢后部的肱三头肌及前臂伸肌群，然后拿上肢前部的肱二头肌及前臂屈肌群。

3. 指揉上肢经穴 术者用拇指揉法或者三指揉法在受术者手三阴、手三阳经脉上肢部位进行操作。从肩至腕，先以拇指揉手三阴、手三阳经，再以食指、中指揉手少阳、手太阳经，最后揉手厥阴和手少阴经。

4. 点按上肢穴位　术者以拇指或中指、食指点按受术者上肢部穴位，如先点按肩前、肩髃、肩髎、肩贞、极泉、曲泽、小海，然后点按曲池、尺泽、手三里、合谷、外关、内关、劳宫等穴位。

5. 弹拨上肢部　术者以拇指或者三指弹拨受术者上肢部肌肉和神经，如弹拨腋神经、尺神经、肱二头肌腱、前臂屈肌群等。

6. 擦上肢部肌肉　术者固定受术者肘部或者腕部，在受术者上肢近端或者远端皮肤表面沿肌腱走行施以擦法，以透热为度。

7. 摇肩关节　术者站于受术者肩后外侧，一手扶肩，另一手托住肘关节，环转摇动肩关节；也可以一手食指、中指、无名指点按肩前压痛点，或以拇指点按肩后压痛点，另一手托住肘部，环转摇动肩关节。幅度由小到大，逐渐增大肩关节的活动范围。摇动时点按肌腱的手指可感到肌腱在指下拨动，起到加强刺激的作用。

8. 扳肩关节　术者一手固定受术者肩部，另一手握住受术者上肢近端，在其能耐受和生理活动范围内，施以前屈、内收、后伸、内旋等方向的轻巧力量，进行扳动。

9. 摇肘关节　术者一手托受术者肘部，另一手握其腕部，环转摇动肘关节；也可以托肘之手的中指或拇指点按曲池、少海穴，同时环旋摇动肘关节。

10. 摇腕关节　术者一手固定受术者前臂远端，另一手握其手掌或手指，在轻微牵引下，环旋摇动腕关节；也可以握腕之手的拇指或中指点按腕部穴位，同时环旋摇动腕关节。

11. 理手指　术者左右手分别扣住受术者的大鱼际、小鱼际，以自己两手鱼际从中央向两边分推其手背，然后做各手指捻法及拔伸法。

12. 搓抖上肢　术者两手掌环抱受术者肩关节，做环形揉动，随后徐徐向下搓转或搓揉上臂、前臂 2~3 遍，最后一遍至腕部时，以左右手分别扣住大鱼际、小鱼际，靠肘关节的连续、小幅度屈伸，抖动受术者的上肢。

【操作注意事项】

1. 摇动、扳动上肢关节时，一定要在关节正常的生理活动范围内操作。
2. 在上肢部操作擦法时，可同时活动肩关节。

第七节　下肢前部推拿操作实训

【目的要求】

通过实训，掌握下肢前部的常用推拿手法及流程，能够独立运用推拿技术治疗不同类型的下肢前部疾病（退行性膝关节炎、膝关节内外侧副韧带损伤等）。

【器材用具】

膝枕、治疗巾。

【实训方法】

（一）体位准备

受术者取仰卧位，将膝关节置于膝枕之上，术者站于床旁，将治疗巾铺于操作部位。

（二）操作方法

1. 掌推下肢部 术者先以单掌，由上至下，推受术者下肢前侧3~5遍，再以单掌推下肢外侧3~5遍。

2. 掌揉大腿前外侧 术者以双掌叠掌压揉受术者大腿前侧，重点操作大腿中部，施以单手掌根揉按大腿外侧。操作3~5遍。

3. 滚下肢前外侧 术者沿受术者胃经、胆经走行，从髂前上棘外下方阔筋膜张肌至髌骨外上方施以㨰法。操作3~5遍。

4. 拿揉下肢部肌肉 术者对受术者大腿前部肌肉和小腿外侧肌肉施以拿揉法。操作3~5遍。

5. 㨰、拿膝关节周围组织 术者以受术者髌骨为中心，施以㨰法、拿法、掌揉法，放松髌骨上下的软组织，重点㨰拿髌骨上方的股四头肌。操作3~5遍。

6. 拇指环揉髌骨周缘 术者从受术者髌骨上缘开始，分别沿髌骨内侧缘或外侧缘，以拇指揉法或一指禅推法操作，直至髌骨下缘的内、外膝眼及髌韧带。操作3~5遍。

7. 点揉下肢经穴 术者点揉受术者下肢前部穴位，如风市、血海、梁丘、足三里、阳陵泉、阴陵泉、三阴交等。操作3~5遍。

8. 屈膝搓大腿及小腿 受术者足底着床面，下肢呈屈髋屈膝位。术者坐于床上，以两手掌分别置于其膝关节上下两侧，在相对按压的基础上施以搓法。操作3~5遍。

9. 摇髋关节 受术者屈髋屈膝90°，术者环旋摇动受术者髋关节。摇动时速度宜慢，幅度宜大。可在一定方向加大力度，牵拉关节周围肌肉、韧带等软组织。

10. 膝关节屈伸法 术者一手握住受术者膝关节外侧靠近小腿位置，另一手抓住小腿前侧靠近踝关节位置，屈伸膝关节数次。或做膝关节摇法。

11. 踝关节摇法 术者站于床尾，一手托住受术者跟骨，另一手扣住其足背，环旋摇动踝关节。

12. 叩击下肢前外侧 术者由上而下，使用拳击或拍法操作于受术者下肢前侧、外侧。

【操作注意事项】

1. 操作下肢前部，可在腘窝处放一个膝枕，垫住膝关节，充分放松膝关节。

2. 屈伸膝关节时，不可使用蛮力或者爆发力，以免伤害膝关节。

第八节 下肢后部推拿操作实训

【目的要求】

通过实训，掌握下肢后部的常用推拿手法及流程，能够独立运用推拿技术治疗不同类型的下肢后部疾病（坐骨神经痛，腓肠肌拉伤等）。

【器材用具】

踝枕、治疗巾。

【实训方法】

（一）体位准备

受术者取俯卧位，术者站于床旁，将治疗巾铺于操作部位。

（二）操作方法

1. 掌推下肢后侧 术者用单掌推法推受术者下肢后侧、外侧的膀胱经、胆经。操作3~5遍。

2. 㨰下肢后侧 术者用㨰法沿受术者股后侧、腘窝、小腿后部操作，另一手可配合髋关节的内旋、外旋及膝关节的屈伸，在下肢活动的不同角度施以㨰法。操作3~5遍。

3. 揉、拿下肢后侧 术者以双掌相叠，按揉受术者下肢后方肌肉，也可双手拿股二头肌、小腿三头肌、腓肠肌。操作3~5遍。操作时可在小腿前方垫枕，使其下肢处于屈膝位。既可避免操作时挤压膝前髌骨造成不适，又可使下肢后部肌肉放松。

4. 点揉下肢后部经穴 术者以拇指在受术者下肢后部沿膀胱经、胆经循行路线，由上而下施以点揉法，点揉环跳、承扶、殷门、委中、委阳、承山、风市、阳陵泉、丘墟、太溪、涌泉。操作3~5遍。点穴力量可稍大，以局部有酸、胀、热感为度。环跳、承扶等肌肉丰厚处穴位，可用肘点法进行操作。

5. 按揉腘窝肌腱 术者先以拇指按揉放松受术者腘窝上方两边，即膝关节屈曲时腘窝内上方的半腱肌、半膜肌，外上方的股二头肌腱，再揉拨放松腘窝下方的腓肠肌内侧头、外侧头。操作3~5遍。

6. 膝关节屈伸及摇法 术者一手按压受术者股骨下端后方，另一手握其小腿前方，屈伸膝关节，或摇膝关节数次，以滑利关节，并牵拉股前肌肉。

7. 抖下肢 受术者取俯卧位，术者站于床尾，一手握其足跟，另一手托住足背，或从内外踝处握住小腿下端，稍用力牵引，依靠肘关节反复屈伸实施单侧下肢抖法。

8. 叩击下肢后部 术者以拳叩或拍法击打受术者臀部、大小腿后侧，也可在膝关节屈曲位施以拳叩足跟。

【操作注意事项】

1. 下肢后部操作前，宜在受术者踝关节前侧垫踝枕，充分放松小腿后侧肌肉。
2. 在腘窝处操作时力量宜轻。

第四章　常见疾病的针灸操作实训

第一节　内科病症

一、中风

【目的要求】

通过实习，掌握中风常用的针灸操作手法，能够独立进行相关操作。

【器材用具】

大托盘、1~2 寸毫针、三棱针、艾绒、艾条、生姜、食盐、小刀、线香、镊子、灭灸器、打火机、消毒干棉球、75%酒精棉球、电针仪、弯盘、锐器桶、废物缸等。

【基本知识】

中风可以分为中经络和中脏腑。

中经络以半身不遂，舌强语謇，口角㖞斜为主症。兼见面红目赤，眩晕头痛，心烦易怒，口苦咽干，舌红或绛，苔黄或燥，脉弦有力，为风阳上扰；兼见肢体麻木或手足拘急，头晕目眩，苔白腻或黄腻，脉弦滑，为风痰阻络；兼见口黏痰多，腹胀便秘，舌红，苔黄腻，脉弦滑大，为痰热腑实；兼见肢体软弱，偏身麻木，面色淡白，气短乏力，心悸自汗，舌暗，苔白腻，脉细涩，为气虚络瘀；兼见肢体麻木，心烦失眠，眩晕耳鸣，手足拘急或蠕动，舌红，苔少，脉细数，为阴虚风动。治疗以督脉、手厥阴、手少阴经穴为主，以水沟、内关、极泉、尺泽、委中、三阴交为主穴。风阳上扰配太冲、太溪；风痰阻络配丰隆、合谷；痰热腑实配内庭、丰隆；气虚络瘀配气海、血海；阴虚风动配太溪、风池。

中脏腑以神志恍惚，迷蒙，嗜睡或昏睡，甚至昏迷，半身不遂为主症。兼见神昏，牙关紧闭，口噤不开，肢体强痉，为闭证；兼见面色苍白，瞳孔散大，手撒口开，二便失禁，气息短促，脉散或微，为脱证。治疗以督脉穴为主，以水沟、百会、内关为主穴。闭证配十二井穴、太冲；脱证配关元、神阙。

【实训方法】

（一）中经络

1. 基本操作 患者采用仰卧位。

水沟选用1寸毫针，采用提捏进针法，针身与皮肤呈45°夹角，针尖向鼻尖方向刺入0.3~0.5寸，刺入后采用捻转法行针，以眼球湿润为度。

内关选用1寸或1.5寸毫针，采用爪切进针法，直刺0.5~1寸，最深不可超过1寸，以防损伤正中神经。得气后采用捻转泻法，以针体右转、拇指向后用力为主。

三阴交选用1.5寸或2寸毫针，采用单手进针法，直刺1~1.5寸，得气后采用提插补法，下插时用力重，上提时用力轻，出针后按压针孔。

极泉选用1寸或1.5寸毫针，在原穴位置下1寸心经上取穴，以免刺伤腋动脉，避开腋毛，采用爪切进针法，直刺0.5~1寸，得气后用提插泻法，下插用力轻，上提用力重，出针后不按压针孔，以上肢出现麻胀感和抽动为度。

尺泽、委中选用1寸、1.5寸或2寸毫针，均采用爪切进针法，尺泽直刺0.5~0.8寸，委中直刺1~1.5寸，针刺不宜过快、过深，以免伤及血管和神经，得气后两穴均采用提插泻法，下插用力轻，上提用力重，出针后不按针孔，以肢体抽动为度。

2. 辨证配穴

（1）风阳上扰：太冲和太溪均选用1寸毫针，采用爪切进针法，直刺0.5~0.8寸，针刺时注意避开血管和神经，得气后行捻转泻法，以针体右转、拇指向后用力为主。

（2）风痰阻络：丰隆选用1.5寸或2寸毫针，采用夹持进针法，直刺1~1.5寸，得气后施以提插泻法，下插用力轻，上提用力重，出针后不按压针孔。合谷选用1寸或1.5寸毫针，采用爪切进针法，直刺0.5~1寸，得气后施以提插泻法，下插用力轻，上提用力重，出针后不按压针孔。

（3）痰热腑实：内庭选用1寸毫针，采用爪切进针法，直刺0.5~1寸，得气后施以捻转泻法，以针体右转、拇指向后用力为主。丰隆选用1.5寸或2寸毫针，采用夹持进针法，直刺1~1.5寸，得气后施以提插泻法，下插用力轻，上提用力重，出针后不按压针孔。

（4）气虚络瘀：气海选用1.5寸或2寸毫针，采用舒张进针法，直针1~1.5寸，得气后施以捻转补法，以针体左转、拇指向前用力为主。血海选用1.5寸或2寸毫针，采用单手进针法，直刺1~1.5寸，得气后施以提插泻法，下插用力轻，上提用力重，出针后不按压针孔。

（5）阴虚风动：太溪选用1寸毫针，采用爪切进针法，直刺0.5~0.8寸，得气后施以捻转补法，以针体左转、拇指向前用力为主。风池选用1寸或1.5寸毫针，采用爪切进针法，向对侧鼻尖方向斜刺0.8~1.2寸，得气后施以捻转泻法，以针体右转、拇指向后用力为主。针刺时应严格注意进针的方向和深浅，以免伤及延髓。

（二）中脏腑

1. 基本操作　患者取仰卧位。

水沟、内关操作同前。百会的操作根据辨证而定。闭证时，百会选用 1 寸或 1.5 寸毫针，采用单手进针法，针身与皮肤呈 15°夹角，平刺 0.5~0.8 寸，得气后施以捻转泻法，以针体右转、拇指向后用力为主。脱证时，百会用雀啄灸，将艾条点燃后，在百会部位的皮肤处一上一下地活动施灸，以患者症状改善为度。

2. 辨证配穴

（1）闭证：十二井穴用三棱针点刺放血，针刺时左手拇、食、中三指捏紧被刺部位，右手持针，用拇、食两指捏住针柄，中指指腹紧靠针身下段，针尖露出 3~5mm，对准已消毒的部位，刺入 3~5mm 深，随即将针迅速退出，轻轻挤压针孔周围，出血 3~5滴，然后用消毒干棉球按压针孔。太冲选用 1 寸毫针，采用爪切进针法，直刺 0.5~0.8寸，针刺时注意避开血管和神经，得气后行捻转泻法，以针体右转、拇指向后用力为主。

（2）脱证：关元施以隔姜灸，将鲜姜切成 0.2~0.3cm 厚的薄片，中间用针刺数孔，将姜片置于中脘穴处，再将艾炷放于姜片上，点燃施灸，不拘壮数，以患者脉起、肢温、症状改善为度。神阙施以隔盐灸，用食盐填平脐部，余操作同关元穴。

（三）其他疗法

1. 头针法　若下肢或躯干瘫痪，选取对侧顶颞前斜线的上 1/5，上肢瘫痪选中 2/5，面部瘫痪选下 2/5；若下肢或躯干感觉障碍，选取对侧顶颞后斜线的上 1/5，上肢感觉障碍选中 2/5，头面部感觉障碍选下 2/5。根据病情选取相应头部穴区，针尖与头皮呈 30°夹角，快速将针刺入头皮下，当针尖到达帽状腱膜下层，指下感到阻力减小，然后将针与头皮平行，继续捻转进针，根据不同穴区刺入相应深度。行针则以拇指掌面和食指桡侧面夹持针柄，以食指的掌指关节快速连续屈伸，使针身左右捻转，速度 200 次/分，持续捻转 2~3 分钟，留针 20~30 分钟。留针期间可嘱患者活动肢体，根据病情需要可适当延长留针时间。

2. 电针法　选取偏瘫侧肢体的一组或多组穴位，针刺穴位有得气感后，将导线接到针柄上，然后打开电源开关，选择波形，缓慢调高至所需电流量，以针体轻微抖动、患者能够耐受为度，通电时间为 20~30 分钟。治疗结束后，先将输出电位调至“0”位，然后关闭电源开关，取下导线，最后将毫针取下。

【实训小结】

1. 中风急性期若出现高热、神昏、心衰、颅内压增高、上消化道出血等情况，应采取综合措施。

2. 中风患者应注意防治褥疮，保持呼吸道通畅。

3. 头针长时间留针并不影响肢体活动，在留针期间可嘱患者配合运动，有提高临床疗效的作用。另外，头针操作中头发较密部位常易遗忘所刺入的毫针，起针时需反复检查。出针时先缓慢出针至皮下，然后迅速拔出，拔针后必须用消毒干棉球按压针孔，以防出血。

4. 电针开机后输出强度应从“0”位开始，从小到大逐渐加大强度，切勿突然加大刺激量，以免出现意外，如晕厥、弯针、断针等。

二、头痛

【目的要求】

通过实习，掌握头痛常用的针灸操作手法，能够独立进行相关操作。

【器材用具】

大托盘、1~2 寸毫针、皮肤针、三棱针、碘伏、消毒干棉球、75%酒精棉球、电针仪、弯盘、锐器桶、废物缸等。

【基本知识】

头痛是患者自觉头部疼痛的一类病症，又称为“头风”，其发生常与外感病邪及情志、饮食、体虚久病等因素有关。头痛的病机为气血失和、经络不通或脑络失养。

按照归经不同，头痛可分为阳明头痛、少阳头痛、太阳头痛和厥阴头痛。若以前额、眉棱、鼻根部疼痛为主，为阳明头痛；以后枕部或下连于项部疼痛为主，为太阳头痛；以侧头部疼痛为主，为少阳头痛；以颠顶部或连于目系疼痛为主，为厥阴头痛。

按照病因病机不同，头痛可分为肝阳头痛、血虚头痛、痰浊头痛和瘀血头痛。头胀痛或抽痛、跳痛，目眩，心烦易怒，面赤口苦，舌红，苔黄，脉弦数，为肝阳头痛；头空痛，头晕，神疲乏力，面色无华，劳则加重，舌淡，脉细弱，为血虚头痛；头痛昏蒙，脘腹痞满，呕吐痰涎，苔白腻，脉滑，为痰浊头痛；头痛迁延日久，痛处固定，痛如锥刺，舌暗，脉细涩，为瘀血头痛。

头痛以调和气血、通络止痛为治则，取局部穴为主，配合循经远端取穴。阳明头痛主穴取头维、印堂、阳白、阿是穴、合谷、内庭；少阳头痛取太阳、丝竹空透率谷、风池、阿是穴、外关、侠溪；太阳头痛取天柱、后顶、风池、阿是穴、后溪、申脉；厥阴头痛取百会、四神聪、阿是穴、太冲、中冲。

临床治疗亦可按照病因病机进行配穴：外感头痛配风府、列缺；肝阳头痛配行间、太溪；血虚头痛配三阴交、足三里；痰浊头痛配丰隆、中脘；瘀血头痛配血海、膈俞。

【实训方法】

（一）基本操作

1. 阳明头痛 患者取正坐位或仰卧位。头部腧穴均采用平刺法，针尖与皮肤呈 15°夹角进针。头维选用 1 寸毫针，采用提捏进针法，平刺 0.5~0.8 寸。印堂选用 1 寸或 1.5 寸毫针，采用提捏进针法，向下平刺 0.5~1 寸。阳白选用 1 寸毫针，采用提捏进针法，平刺0.3~0.5寸。按压前额部位，找到疼痛最为显著处，即为阿是穴，选用1寸毫针，平刺0.3~0.5寸。合谷选用1寸或1.5寸毫针，采用爪切进针法，直刺0.5~1寸。内庭选用1寸或1.5寸毫针，采用爪切进针法，直刺0.5~1寸。

辨证为实证时，诸穴均采用捻转泻法，以针体右转、拇指向后用力为主；辨证为虚证时，诸穴均采用捻转补法，以针体左转、拇指向前用力为主。

2. 少阳头痛 患者取侧卧位或坐位。太阳选用1寸毫针，采用爪切进针法，直刺0.3~0.5寸。丝竹空选用1寸毫针，采用提捏进针法，针尖与皮肤呈15°夹角进针，向率谷方向透刺。按压侧头部，寻找阿是穴，选用1寸毫针，平刺0.3~0.5寸。风池选用1寸或1.5寸毫针，采用单手进针法，向对侧鼻尖方向斜刺0.8~1.2寸。应严格注意针刺的方向和深浅，防止伤及延髓。外关选用1寸或1.5寸毫针，采用爪切进针法，直刺0.5~1寸。侠溪选用1寸毫针，采用爪切进针法，直刺0.3~0.5寸。

辨证为实证时，诸穴均采用捻转泻法，以针体右转、拇指向后用力为主；辨证为虚证时，诸穴均采用捻转补法，以针体左转、拇指向前用力为主。

3. 太阳头痛 患者取俯伏位或俯卧位。天柱选用1寸毫针，采用爪切进针法，直刺0.5~0.8寸，不可向内上方深刺，以免损伤神经或刺入延髓。后顶选用1寸或1.5寸毫针，采用单手进针法，针尖与皮肤呈15°夹角，平刺0.5~1寸。风池选用1寸或1.5寸毫针，采用爪切进针法，向对侧鼻尖方向斜刺0.8~1.2寸，应严格注意针刺的方向和深浅，防止伤及延髓。后溪选用1寸毫针，采用爪切进针法，直刺0.5~0.8寸，进针后强刺激，施以捻转提插手法，强度以患者能耐受为度。申脉选用1寸毫针，采用爪切进针法，平刺0.3~0.5寸，快速捻转，强刺激。按压后头部，寻找阿是穴，选用1寸毫针，平刺0.5~0.8寸。

辨证为实证时，诸穴均采用捻转泻法，以针体右转、拇指向后用力为主；辨证为虚证时，诸穴均采用捻转补法，以针体左转、拇指向前用力为主。

4. 厥阴头痛 患者取坐位或仰卧位。百会、四神聪选用1寸或1.5寸毫针，均采用单手进针法，针尖与皮肤呈15°夹角进针，刺入0.5~1寸。太冲选用1寸或1.5寸毫针，采用爪切进针法，直刺0.5~1寸，注意避开足部血管，以免刺伤血管而出血。中冲采用三棱针点刺放血。针刺时左手拇、食、中三指捏紧被刺部位，右手持针，用拇、食两指捏住针柄，中指指腹紧靠针身下段，针尖露出3~5mm，对准已消毒的部位，刺入3~5mm深，随即将针迅速退出，轻轻挤压针孔周围，出血3~5滴，然后用消毒干棉球按压针孔。按压头顶部，寻找阿是穴，选用1寸毫针，平刺0.5~0.8寸。

辨证为实证时，诸穴均采用捻转泻法，以针体右转、拇指向后用力为主；辨证为虚证时，诸穴均采用捻转补法，以针体左转、拇指向前用力为主。

（二）辨证配穴

1. 外感头痛 风府选用1寸毫针，采用单手进针法直刺0.5~0.8寸，注意针刺不宜过深，以免伤及延髓。列缺选用1寸毫针，采用提捏进针法，针尖与皮肤呈45°夹角，斜刺0.5~0.8寸，得气后施以捻转泻法，以针体右转、拇指向后用力为主。

2. 肝阳头痛 行间和太冲选用1寸毫针采用爪切进针法，直刺0.5~0.8寸，针刺时注意避开血管和神经，得气后施以捻转泻法，以针体右转、拇指向后用力为主。

3. 痰浊头痛 中脘用隔姜灸，将鲜姜切成厚0.2~0.3cm的薄片，中间用针刺数孔，将姜片置于中脘穴处，再将艾炷放于姜片上，点燃施灸，以皮肤红润不起疱为度。丰隆选用1.5寸或2寸毫针，采用夹持进针法，直刺1~1.5寸，得气后施以提插泻法，下插用力轻，上提用力重，出针后不按压针孔。

4. 血虚头痛 三阴交选用1.5寸或2寸毫针，采用单手进针法，直刺1~1.5寸，得气后采用提插补法，下插时用力重，上提时用力轻，出针后按压针孔。足三里选用1.5寸、2寸或2.5寸毫针，采用单手进针法，直刺1~2寸，得气后施以提插补法，下插用力重，上提用力轻，出针后按压针孔。

5. 瘀血头痛 血海选用1.5寸或2寸毫针，采用单手进针法，直刺1~1.5寸，得气后施以提插泻法，下插用力轻，上提用力重，出针后不按压针孔。膈俞行刺络拔罐，用三棱针在膈俞穴处进行围刺，局部出血后再将火罐吸拔于出血处，留置10~15分钟后取罐。

（三）其他疗法

1. 皮肤针法 太阳、印堂和阿是穴用皮肤针中、重度叩刺。针具和叩刺部位用75%酒精棉球消毒后，以右手拇指、中指、无名指握住针柄，食指伸直按住针柄中段，针头对准皮肤叩刺，运用腕力，使针尖叩刺皮肤后立即弹起，如此反复叩刺。注意针尖与皮肤必须垂直，刺激强度根据病情轻重来选择。

2. 耳针法 取枕、额、脑、神门，用毫针刺或埋针法、压丸法。顽固性头痛可在耳背静脉点刺出血。

【实训小结】

1. 头痛患者在治疗期间应禁烟酒，适当参加体育锻炼，避免过劳和精神刺激，注意休息。

2. 对于多次治疗无效或逐渐加重者，要查明原因，尤其要排除颅内占位性病变。

三、面瘫

【目的要求】

通过实习，掌握面瘫常用的针灸操作手法，能够独立进行相关操作。

【器材用具】

大托盘、1~2寸毫针、小号玻璃罐、皮肤针、艾条、打火机、灭灸器、卵圆钳、凡士林、碘伏、消毒干棉球、75%酒精棉球、95%酒精棉球、酒精灯、电针仪、弯盘、锐器桶、废物缸等。

【基本知识】

面瘫常急性发病，多在睡眠醒来时，发现一侧面部肌肉麻木、瘫痪，额纹消失，眼裂变大，露睛流泪，鼻唇沟变浅，口角下垂歪向健侧，病侧不能皱眉、蹙额、闭目、露齿、鼓腮。兼有面部受凉史，舌淡，苔薄白，为风寒证；兼见继发于感冒发热，舌红，苔黄腻，为风热证。按照病程不同分为急性期、静止期和恢复期。

治疗以局部穴位和手足阳明经穴为主。主穴取阳白、四白、颧髎、颊车、地仓、翳风、牵正、太阳、合谷。风寒外袭配风池；风热侵袭配外关、关冲；气血不足配足三里、气海。抬眉困难配攒竹；鼻唇沟变浅配迎香；人中沟歪斜配水沟；颏唇沟歪斜配承浆；流泪配太冲。

【实训方法】

（一）基本操作

1. 急性期　患者取坐位或仰卧位。面部穴位取患侧。阳白选用1寸毫针，采用提捏进针法，针尖与皮肤呈15°夹角，平刺0.3~0.5寸。四白选用0.5寸或1寸毫针，采用单手进针法，直刺0.1~0.3寸，不宜过深，以免刺伤眶下动、静脉和神经。颧髎选用1寸毫针，采用单手进针法，直刺0.3~0.5寸，不宜过深，以免刺伤三叉神经的下颌支。地仓选用1寸毫针，采用提捏进针法，向颊车方向斜刺0.5~1寸。翳风选用1寸毫针，采用单手进针法，直刺0.5~0.8寸，不宜过深，以免损伤面神经。牵正在耳垂前0.5寸，与耳中点相平处取穴，选用1寸毫针，采用单手进针法，针尖与皮肤呈45°角，斜刺0.5~0.8寸。太阳选用1寸毫针，采用爪切进针法，直刺0.3~0.5寸。

头面部穴位得气后均采用平补平泻法，以针体均匀提插捻转为主，针刺手法宜轻，针刺深度宜浅，取穴不宜过多。

合谷取健侧，选用1寸或1.5寸毫针，采用爪切进针法，直刺0.5~1寸，得气后施以提插泻法，下插用力轻，上提用力重，出针时不按压针孔。

2. 静止期　患者取坐位或仰卧位。地仓、颊车、太阳、颧髎选用1.5寸毫针，多采用透刺法（地仓透颊车、太阳透颧髎），地仓采用提捏进针法，向颊车缓慢透刺。太阳采用提捏进针法，向颧髎透刺。

面部其余穴位取穴及进针操作同急性期。合谷穴操作同急性期。

3. 恢复期　患者取坐位或仰卧位。本期治疗在主穴基础上加足三里。选用1.5寸或2寸毫针，采用单手进针法，直刺1~1.5寸，得气后施以提插补法，下插用力重，上提用力轻，出针后按压针孔。

地仓、颊车、太阳、颧髎采用透穴法（地仓透颊车、太阳透颧髎），其余穴位采用常规针刺，捻转泻法，以针体右转、拇指向后用力为主。

（二）辨证配穴

1. 风寒外袭　风池选用1寸或1.5寸毫针，采用单手进针法，向对侧鼻尖方向斜刺0.8~1.2寸，得气后施以捻转泻法，以针体右转、拇指向后用力为主。针刺时应严格注意针刺的方向和深浅，防止伤及延髓。风府选用1寸毫针，采用单手进针法直刺0.5~

0.8寸，注意针刺不宜过深，以免伤及延髓。

2. 风热侵袭 外关选用1寸或1.5寸毫针，采用爪切进针法，直刺0.5~1寸。关冲采用三棱针点刺放血，针刺时左手拇、食、中三指捏紧被刺部位，右手持针，用拇、食两指捏住针柄，中指指腹紧靠针身下段，针尖露出3~5mm，对准已消毒的部位，刺入3~5mm深，随即将针迅速退出，轻轻挤压针孔周围，出血3~5滴，然后用消毒干棉球按压针孔。

3. 气血不足 足三里操作同恢复期。气海施以隔姜灸，将鲜姜切成0.2~0.3cm厚的薄片，中间用针刺数孔，将姜片置于气海穴处，再将艾炷放于姜片上，点燃施灸，以皮肤红润不起疱为度。

（三）随症配穴

抬眉困难配攒竹，选用1寸毫针，采用提捏进针法，斜刺0.3~0.5寸；鼻唇沟变浅配迎香，选用1寸毫针，采用提捏进针法，向内上方斜刺0.3~0.5寸；人中沟歪斜配水沟，选用1寸毫针，采用单手进针法，斜刺0.3~0.5寸；颏唇沟歪斜配承浆，选用1寸毫针，采用单手进针法，斜刺0.3~0.5寸；流泪配太冲，选用1寸毫针，采用单手进针法，直刺0.5~1寸。

诸穴均采用捻转泻法，以针体右转、拇指向后用力为主。

（四）其他疗法

1. 电针法 选取地仓与颊车、太阳与阳白，将导线接到针柄上，然后打开电源开关，选择波形，缓慢调高至所需电流量，以针体轻微抖动、患者能够耐受为度，通电时间20~30分钟。治疗结束后，先将输出电位调至“0”位，然后关闭电源开关，取下导线，最后将毫针取下。

2. 皮肤针法 选取阳白、颧髎、地仓和颊车，针具和叩刺部位用75%酒精棉球消毒后，以右手拇指、中指、无名指握住针柄，食指伸直按住针柄中段，针头对准皮肤叩刺，运用腕力，使针尖叩刺皮肤后立即弹起，如此反复叩刺。注意针尖与皮肤必须垂直，刺激强度以皮肤潮红、充血，患者无痛感或轻微疼痛为度。

3. 灸法 在患侧面部地仓、颊车、阳白等穴位上，施以温和灸，艾条点燃后距离皮肤2~3cm，以局部有温热感而无灼痛感为宜。每处灸10~15分钟，以皮肤出现红晕为度。

【实训小结】

1. 面瘫应注意与中枢性面瘫相鉴别。

2. 避免风寒，必要时应戴口罩、围巾。

3. 面瘫急性期针刺手法宜轻、深度宜浅，恢复期应根据病情应用针刺、艾灸、电针等多种疗法加快面神经功能的康复。

四、感冒

【目的要求】

通过实习，掌握感冒常用的针灸操作手法，能够独立进行相关操作。

【器材用具】

大托盘、1~2 寸毫针、火罐、生姜、艾绒、灭灸器、线香、艾条、小刀、三棱针、卵圆钳、凡士林、消毒干棉球、碘酒、75%酒精棉球、95%酒精棉球、酒精灯、弯盘、锐器桶、废物缸等。

【基本知识】

感冒以恶寒发热、头痛、鼻塞流涕、脉浮为主症。按照病因不同辨为风寒、风热和暑湿三种证型。兼见恶寒重，发热轻或不发热，无汗，咳痰清稀，肢体酸楚，苔白薄，脉浮紧，为风寒感冒；兼见发热重，有汗，咳痰稠或黄，咽喉肿痛，口渴，苔薄黄，脉浮数，为风热感冒；兼见头痛如裹，胸闷纳呆，汗出不解，心烦口渴，为暑湿感冒。

治疗以手太阴、手阳明经及督脉穴为主。以列缺、合谷、风池、大椎、外关为主穴。风寒证配风门、肺俞；风热证配曲池、尺泽；暑湿证配足三里、中脘。头痛配印堂、太阳；鼻塞流涕配迎香；咳嗽配肺俞、天突；咽喉肿痛配少商、商阳；全身酸痛配身柱。

【实训方法】

（一）基本操作

患者取俯伏坐位。列缺选用 1 寸毫针，采用提捏进针法，针尖与皮肤呈 45°夹角，斜刺 0.5~0.8 寸，得气后施以捻转泻法，以针体右转、拇指向后用力为主。合谷选用 1 寸或 1.5 寸毫针，采用爪切进针法，直刺 0.5~1 寸，得气后施以提插泻法，下插用力轻，上提用力重，出针后不按压针孔。外关选用 1 寸或 1.5 寸毫针，采用爪切进针法，直刺 0.5~1 寸，得气后施以提插泻法，下插用力轻，上提用力重，出针后不按压针孔。

风池和大椎的操作根据辨证分型情况来决定。

（二）辨证配穴

1. 风寒证　风池行温和灸法，艾条点燃后距离皮肤 2~3cm，以患者局部有温热感而无灼痛感为宜，以局部皮肤潮红不起疱为度。大椎、风门和肺俞采用拔罐法，选取合适大小的玻璃罐，用火将点燃的酒精棉球伸入玻璃罐内绕 1~3 圈后，将火退出，迅速将罐叩在穴位上，留罐 5~10 分钟后将罐取下。

2. 风热证　风池选用 1 寸或 1.5 寸毫针，采用爪切进针法，向对侧鼻尖方向斜刺 0.8~1.2 寸，得气后施以捻转泻法，以针体右转、拇指向后用力为主。针刺时应严格注意针刺的方向和深浅，防止伤及延髓。大椎行刺络拔罐法，用三棱针在大椎穴处进行围刺，局部出血后再将火罐吸拔于围刺出血处，留置10~15分钟后取罐。曲池选用1寸或1.5寸毫针，采用爪切进针法，直刺0.5~1寸，得气后施以提插泻法，下插用力轻，上提用力重，出针后不按压针孔。尺泽用三棱针点刺放血，先用手指从尺泽穴的上下向点刺处推按，使血液积聚于点刺部位，然后用碘伏消毒，再用75%酒精棉球脱碘，左手固定，右手对准点刺部位，挤压针孔周围，出血少许，然后用消毒干棉球按压。

3. 暑湿证 风池选用1寸或1.5寸毫针，采用爪切进针法，向对侧鼻尖方向斜刺0.8~1.2寸，得气后施以捻转泻法，以针体右转、拇指向后用力为主。针刺时应严格注意针刺的方向和深浅，防止伤及延髓。大椎选用1寸或1.5寸毫针，采用爪切进针法，斜刺0.5~1寸，得气后施以捻转泻法，以针体右转、拇指向后用力为主。中脘用隔姜灸，将鲜姜切成0.2~0.3cm厚的薄片，中间用针刺数孔，将姜片置于中脘穴处，再将艾炷放于姜片上，点燃施灸，以皮肤红润不起疱为度。足三里选用1.5寸、2寸或2.5寸毫针，直刺1~2寸，得气后施以提插补法，下插用力重，上提用力轻，出针后按压针孔。

（三）随症配穴

鼻塞流清涕配迎香，选用1寸毫针，采用提捏进针法，向内上方斜刺0.3~0.5寸，得气后施以捻转泻法，以针体右转、拇指向后用力为主。咳嗽配天突，选用1.5寸或2寸毫针，采用爪切进针法，先直刺0.2~0.3寸，然后将针尖向下，紧靠胸骨柄后方刺入1~1.5寸，针刺时要严格掌握针刺的角度和深度，以防刺伤肺和动静脉。咽喉肿痛配少商、商阳，采用三棱针点刺放血。先在点刺穴位的上下用手指向点刺处推按，使血液积聚于点刺部位，然后用碘伏消毒，再用75%酒精棉球脱碘，左手固定，右手对准点刺部位，挤压针孔周围，出血少许，然后用消毒干棉球按压。全身酸痛配身柱，采用拔罐法，选取合适大小的玻璃罐，用火将点燃的酒精棉球伸入玻璃罐内绕1~3圈后，将火退出，迅速将罐扣在穴位上，留罐5~10分钟后将罐取下。

（四）其他疗法

1. 拔罐法 背部膀胱经可以走罐，选用大小适宜的火罐，背部涂上润滑油脂，将罐吸拔后，以一手握住罐底，稍倾斜，沿大杼到肾俞反复推拉移动，以皮肤潮红为度。

2. 三棱针法 风热证可以行三棱针刺血，选尺泽、耳尖、太阳、关冲点刺出血，每次选1~2穴。先在点刺穴位的上下用手指向点刺处推按，使血液积聚于点刺部位，然后用碘伏消毒，再用75%酒精棉球脱碘，左手固定，右手对准点刺部位，挤压针孔周围，出血少许，然后用消毒干棉球按压。

【实训小结】

1. 注意保持居室内空气流通。感冒流行期间可灸大椎、足三里等穴进行预防。
2. 若患者出现高热持续不退、咳嗽加剧等症时，应采取综合治疗措施。
3. 三棱针操作时手法宜轻、稳、准、快，不可用力过猛，防止刺入过深、创伤过大，损害其他组织，更不可伤及动脉。

4. 膀胱经走罐时注意推罐时用力要均匀，防止火罐漏气脱落。

五、胃痛

【目的要求】

通过实习，掌握胃痛常用的针灸操作手法，能够独立进行相关操作。

【器材用具】

大托盘、1~2 寸毫针、三棱针、火罐、艾绒、艾条、灭灸器、生姜、小刀、线香、卵圆钳、凡士林、消毒干棉球、75%酒精棉球、95%酒精棉球、酒精灯、弯盘、锐器桶、废物缸等。

【基本知识】

胃痛以上腹胃脘部疼痛为主症。兼见胃痛暴发，得温痛减，遇寒痛增，恶寒喜暖，苔薄白，脉弦紧，为寒邪犯胃；兼见胃脘胀满疼痛，嗳腐吞酸，嘈杂不舒，呕吐，大便不爽，苔厚腻，脉滑，为饮食伤胃；兼见胃脘胀满，脘痛连胁，嗳气频频，因情志因素而诱发，心烦易怒，苔薄白，脉弦，为肝气犯胃；兼见胃痛拒按，痛有定处，食后痛甚，或呕血便黑，舌质紫暗或有瘀斑，脉细涩，为瘀血停胃；兼见泛吐清水，大便溏薄，神疲乏力，或手足不温，舌淡苔薄，脉虚弱或迟缓，为脾胃虚寒；兼见胃脘灼热隐痛，咽干口燥，大便干结，舌红少津，脉弦细或细数，为胃阴不足。

治疗以和胃止痛为原则，穴位以足阳明、手厥阴经穴及相应募穴为主，以中脘、足三里、内关、公孙为主穴。寒邪犯胃配梁丘、胃俞；饮食伤胃配下脘、梁门；肝气犯胃配太冲、期门；瘀血停胃配三阴交、膈俞；脾胃虚寒配脾俞、关元；胃阴不足配胃俞、内庭。

【实训方法】

（一）基本操作

患者取仰卧位。内关选用 1 寸或 1.5 寸毫针，采用爪切进针法，直刺 0.5~1 寸，深度不宜过深，以免刺伤正中神经，得气后施以提插泻法，下插用力轻，上提用力重，出针后不按压针孔。公孙选用 1 寸或 1.5 寸毫针，采用爪切进针法，直刺 0.6~1.2 寸，得气后施以捻转泻法，以针体右转、拇指向后用力为主。中脘和足三里的操作根据辨证分型情况来决定。

（二）辨证配穴

1. 寒邪犯胃　患者取仰卧位。中脘用隔姜灸，将鲜姜切成厚 0.2~0.3cm 的薄片，中间用针刺数孔，将姜片置于中脘穴处，再将艾炷放于姜片上，点燃施灸，以皮肤红润不起疱为度。足三里穴选用 1.5 寸、2 寸或 2.5 寸毫针，采用单手进针法，直刺 1~2

寸，得气后施以提插补法，下插用力重，上提用力轻，出针后按压针孔。梁丘选用1.5寸毫针，采用单手进针法，直刺1~1.2寸，得气后施以提插泻法，下插用力轻，上提用力重，出针后不按压针孔，手法宜重，以胃痛缓解为度。

操作完成后患者变俯卧位，胃俞行隔姜灸，操作同中脘穴。

2. 饮食伤胃 中脘、下脘、梁门选用1寸或1.5寸毫针，采用舒张进针法，直刺0.8~1.2寸，得气后施以捻转泻法，以针体右转、拇指向后用力为主。过饱者、肝脾肿大者禁针。足三里选用1.5寸、2寸或2.5寸毫针，采用单手进针法，直刺1~2寸，得气后施以提插补法，下插用力重，上提用力轻，出针后按压针孔。

3. 肝气犯胃 中脘选用1寸或1.5寸毫针，采用舒张进针法，直刺0.8~1.2寸，得气后施以捻转泻法，以针体右转、拇指向后用力为主。过饱者、肝脾肿大者禁针。足三里选用1.5寸、2寸或2.5寸毫针，采用单手进针法，直刺1~2寸，得气后施以提插补法，下插用力重，上提用力轻，出针后按压针孔。太冲选用1寸毫针，采用爪切进针法，直刺0.5~0.8寸，针刺时注意避开血管和神经，得气后施以捻转泻法，以针体右转、拇指向后用力为主。期门选用1寸毫针，采用单手进针法，斜刺或平刺0.5~0.8寸，不可深刺，以免伤及内脏，得气后施以捻转泻法，以针体右转、拇指向后用力为主。

4. 瘀血停胃 患者取仰卧位。中脘选用1寸或1.5寸毫针，采用舒张进针法，直刺0.8~1.2寸，得气后施以捻转泻法，以针体右转、拇指向后用力为主。过饱者、肝脾肿大者禁针。足三里选用1.5寸、2寸或2.5寸毫针，采用单手进针法，直刺1~2寸，得气后施以提插补法，下插用力重，上提用力轻，出针后按压针孔。三阴交选用1.5寸或2寸毫针，采用单手进针法，直刺1~1.5寸，得气后施以提插泻法，下插用力轻，上提用力重，出针后不按压针孔，注意孕妇禁针。

操作完毕后，患者调整为俯卧位。膈俞行刺络拔罐，用三棱针在膈俞穴处进行围刺，局部出血后再将火罐吸拔于围刺出血处，留置10~15分钟后取罐。

5. 脾胃虚寒 患者取仰卧位。中脘、关元行隔姜灸，将鲜姜切成0.2~0.3cm厚的薄片，中间用针刺数孔，将姜片置于中脘穴处，再将艾炷放于姜片上，点燃施灸，以皮肤红润不起疱为度。足三里行温针灸，选用1.5寸、2寸或2.5寸毫针，采用单手进针法，先直刺1~2寸，得气后施以提插补法，以下插用力重、上提用力轻为主，然后将艾绒捏在针尾上，或用一段长2cm左右的艾条，插在针柄上，点燃施灸。待艾条或艾绒燃尽后，除去灰烬，将针起出。

操作完毕后，患者调整为俯卧位，脾俞行隔姜灸，将鲜姜切成0.2~0.3cm厚的薄片，中间用针刺数孔，将姜片置于脾俞穴处，再将艾炷放于姜片上，点燃施灸，以皮肤红润不起疱为度。

6. 胃阴不足 患者取仰卧位。中脘选用1寸或1.5寸毫针，采用舒张进针法，直刺0.8~1.2寸，得气后施以捻转泻法，以针体右转、拇指向后用力为主。过饱者、肝脾肿大者禁针。足三里选用1.5寸、2寸或2.5寸毫针，采用单手进针法，直刺1~2寸，得气后施以提插补法，下插用力重，上提用力轻，出针后按压针孔。内庭选用1寸毫针，采用爪切进针法，直刺 0.5~0.8 寸，得气后施以捻转泻法，以针体右转、拇指向后用力为主。

操作完毕后，患者调整为俯卧位。胃俞选用 1 寸毫针，采用单手进针法，针尖与皮肤呈 45°夹角进针，斜刺 0.5~0.8 寸，得气后施以捻转补法，以针体左转、拇指向前用力为主，注意针刺角度不宜过大，以免刺伤内部脏器。

（三）其他疗法

1. 耳针法　取胃、十二指肠、脾、肝、神门、交感。每次选 3~5 穴，毫针刺法或压丸法。毫针刺法先用左手拇食指固定耳廓，中指托住针刺穴位的耳背；右针持针沿皮肤斜刺（或平刺）入耳穴；一般刺入皮肤 0.2~0.3 寸，留针 20~30 分钟，出针后用干棉球压迫针孔以免出血。压丸法用探针在所选耳穴区查找敏感点，做好标记并消毒，将药粒粘于 0.5cm×0.5cm 大小胶布中央，并用镊子将粘于胶布上的药粒对准耳穴固定。每日可按压数次。

2. 拔罐法　取中脘、脾俞、胃俞、肝俞、至阳，每日治疗一次。用镊子或止血钳等夹住 95%酒精棉球，点燃后在火罐内壁中段绕 1~2 圈，或稍作短暂停留后，迅速退出并及时将罐扣在施术部位上。

【实训小结】

1. 平时要注意饮食规律，忌食刺激食物；调畅情志。

2. 若胃痛见于溃疡性出血、穿孔等重症，应及时采取相应的急救措施。

3. 耳针毫针刺法操作时宜快速刺入，针刺深度以针达软骨后站立不摇晃为准。耳穴压丸药粒要对准耳穴的敏感点，固定宜施加一定压力。每次贴压一只耳，3~5 日换另一耳施贴，夏天应 1~3 日更换另一只耳。

六、不寐

【目的要求】

通过实习，掌握不寐常用的针灸操作手法，能够独立进行相关操作。

【器材用具】

大托盘、0.5~2 寸毫针、皮肤针、王不留行籽、医用白胶布、剪刀、镊子、泡镊筒、消毒干棉球、75%酒精棉球、弯盘、锐器桶、废物缸等。

【基本知识】

不寐是以经常不能获得正常睡眠为特征的病证，其发生常与情志失调、饮食不节、劳逸失宜、病后体虚等因素有关。其病机是心神不宁，或阳盛阴衰，阴阳失交。

治疗以交通阴阳、宁心安神为原则，取阴跻脉、阳跻脉及手少阴经穴为主，以照海、申脉、神门、三阴交、安眠、四神聪为主穴。肝火扰心配行间；痰火扰心配丰隆、劳宫；心脾两虚配心俞、脾俞；心肾不交配心俞、肾俞；心胆气虚配心俞、胆俞。

【实训方法】

（一）基本操作

患者取仰卧位。申脉选用1寸毫针，采用爪切进针法，以45°夹角进针斜刺0.5~0.8寸，得气后施以捻转泻法，以针体右转、拇指向后用力为主，出针后不按压针孔。照海选用1寸毫针，采用爪切进针法，以45°夹角进针斜刺0.5~0.8寸，得气后施以捻转补法，以针体左转、拇指向前用力为主，出针后按压针孔。神门选用1寸毫针，采用单手进针法，直刺0.5~0.8寸，得气后施以平补平泻法。三阴交选用1.5寸或2寸毫针，采用爪切进针法，直刺1~1.5寸，得气后施以提插补法，下插用力重，上提用力轻，出针后按压针孔，配合迎随补泻的补法，注意孕妇禁针。安眠选用1寸毫针，采用单手进针法，直刺0.5~0.8寸，得气后施以平补平泻法。四神聪选用1寸毫针，采用单手进针法，以15°夹角进针，向百会平刺0.5~0.8寸，得气后施以平补平泻法。

（二）辨证配穴

1. 肝火扰心 行间选用1寸毫针，采用爪切进针法，直刺0.5~0.8寸，针刺时注意避开血管和神经，得气后施以捻转泻法，以针体右转、拇指向后用力为主。

2. 痰火扰心 丰隆选用1.5寸或2寸毫针，采用夹持进针法，直刺1~1.5寸，得气后施以提插泻法，下插用力轻，上提用力重，出针后不按针孔。劳宫选用1寸毫针，采用爪切进针法，直刺0.5~0.8寸，得气后施以提插泻法，以针体右转、拇指向后用力为主，出针后不按压针孔。

3. 心脾两虚 心俞、脾俞均选用1寸毫针，采用爪切进针法，以针与皮肤的夹角不大于25°进针，向内斜刺0.5~0.8寸，得气后施以捻转补法，以针体左转、拇指向前用力为主。

4. 心肾不交 心俞选用1寸毫针，采用爪切进针法，以针与皮肤的夹角不大于25°进针，向内斜刺0.5~0.8寸，得气后施以捻转补法，以针体左转、拇指向前用力为主，出针后按压针孔。肾俞选用1.5寸毫针，采用爪切进针法，直刺0.8~1寸，得气后施以提插补法，下插用力重，上提用力轻，出针后按压针孔。

5. 心胆气虚 心俞、胆俞均选用1寸毫针，采用爪切进针法，向内斜刺0.5~0.8寸，得气后施以捻转补法，以针体右转、拇指向后用力为主，出针后按压针孔。

（三）其他疗法

1. 耳针法 取心、肝、脾、胆、肾、神门、皮质下、交感，毫针刺法或压丸法。毫针刺法先用左手拇食指固定耳廓，中指托住针刺穴位的耳背；右针持针沿皮肤斜刺（或平刺）入耳穴；一般刺入皮肤0.2~0.3寸，留针20~30分钟，出针后用干棉球压迫针孔以免出血。压丸法取用探针在所选耳穴区查找敏感点，做好标记并消毒，将药粒粘于 0.5cm×0.5cm 大小胶布中央，并用镊子将粘于胶布上的药粒对准耳穴固定。每日可按压数次。

2. 皮肤针法　取印堂、百会、安眠、心俞、肝俞、脾俞、肾俞，叩刺至局部皮肤潮红。针具和叩刺部位用 75%酒精棉球消毒后，以右手拇指、中指、无名指握住针柄，食指伸直按住针柄中段，针头对准皮肤叩刺，运用腕力，使针尖叩刺皮肤后立即弹起，如此反复叩刺。注意针尖与皮肤必须垂直，刺激强度以皮肤潮红、充血，患者无痛感或轻微疼痛为度。

【实训小结】

1. 背俞穴注意针刺的角度、深度和方向。

2. 在治疗时可配合精神调节和心理治疗。

3. 耳针毫针刺法操作时宜快速刺入，针刺深度以针达软骨后站立不摇晃为准。耳穴压丸药粒要对准耳穴的敏感点，固定宜施加一定压力；每次贴压一只耳，3~5 日换另一耳施贴，夏天应 1~3 日更换另一耳。

4. 皮肤针叩刺时动作要轻灵，垂直无偏斜，以免造成患者疼痛。

七、哮喘

【目的要求】

通过实习，掌握哮喘常用的针灸操作手法，能够独立进行相关操作。

【器材用具】

大托盘、1~2 寸毫针、皮肤针、王不留行籽、医用白胶布、剪刀、白芥子、甘遂、细辛、研磨盂、生姜汁、火罐、卵圆钳、消毒干棉球、75%酒精棉球、95%酒精棉球、酒精灯、弯盘、锐器桶、废物缸等。

【基本知识】

哮喘是一种发作性的痰鸣气喘疾患，发作时喉中哮鸣有声，呼吸气促困难，甚则喘息不能平卧。本病以宿痰伏肺为主因，外邪侵袭、饮食不当、情志刺激、体虚劳倦为诱因。其病机为痰气搏结，壅阻气道，肺失宣降。

治疗以止哮平喘为原则，取肺的背俞穴、募穴、原穴，以肺俞、中府、太渊、定喘、膻中为主穴。实证配尺泽、鱼际；虚证配膏肓、肾俞。喘甚配天突、孔最；痰多配中脘、丰隆。

【实训方法】

（一）实证

1. 基本操作　患者取仰卧位。中府选用 1 寸毫针，采用爪切进针法，直刺 0.5~0.8 寸，得气后施以捻转泻法，以针体右转、拇指向后用力为主，出针后不按压针孔。太渊选用1寸毫针，采用爪切进针法，压手将桡动脉拨开，然后直刺0.5~0.8寸，得气后施以捻转泻法，以针体右转、拇指向后用力为主，出针后不按压针孔。膻中选用1寸或1.5寸毫针，采用提捏进针法，以15°夹角进针，平刺1~1.5寸，得气后施以捻转泻法，以针体右转、拇指向后用力为主，出针后不按压针孔。

治疗结束后，患者变换体位为俯卧位。肺俞选用1寸毫针，采用爪切进针法，向内斜刺0.5~0.8寸，得气后施以捻转泻法，以针体右转、拇指向后用力为主，出针后不按压针孔。定喘选用1寸毫针，采用单手进针法，直刺0.5~1寸，得气后施以捻转泻法，以针体右转、拇指向后用力为主，出针后不按压针孔。

2. 辨证配穴 实证配尺泽、鱼际。两穴均选用1寸或1.5寸毫针，采用单手进针法，直刺0.5~0.8寸，得气后施以提插泻法，以下插用力轻、上提用力重为主，出针后不按压针孔。

（二）虚证

1. 基本操作 患者取仰卧位。中府选用1寸毫针，采用爪切进针法，直刺0.5~0.8寸，得气后施以捻转补法，以针体左转、拇指向前用力为主，出针后按压针孔。太渊选用1寸毫针，采用爪切进针法，压手将桡动脉拨开，然后直刺0.5~0.8寸，得气后施以捻转补法，以针体左转、拇指向前用力为主，出针后按压针孔。膻中选用1寸或1.5寸毫针，采用提捏进针法，以15°夹角进针，平刺1~1.5寸，得气后施以捻转补法，以针体左转、拇指向前用力为主，出针后按压针孔。

治疗结束后，患者变换体位为俯卧位。肺俞选用1寸毫针，采用爪切进针法，向内斜刺0.5~0.8寸，得气后施以捻转补法，以针体左转、拇指向前用力为主，出针后按压针孔。定喘选用1寸毫针，采用单手进针法，直刺0.5~1寸，得气后施以捻转补法，以针体左转、拇指向前用力为主，出针后按压针孔。

2. 辨证配穴 虚证配膏肓、肾俞。膏肓选用1寸毫针，采用爪切进针法，向外斜刺0.5~0.8寸，得气后施以捻转补法，以针体左转、拇指向前用力为主，出针后按压针孔。肾俞选用1.5寸毫针，采用爪切进针法，直刺0.8~1寸，得气后施以提插补法，下插用力重，上提用力轻，出针后按压针孔。

（三）随症配穴

喘甚配天突、孔最。天突选用1寸或1.5寸毫针，采用爪切进针法，先直刺0.3寸，当针尖超过胸骨柄内缘后将针尖转向下，沿胸骨柄后缘、气管前缘缓慢向下刺入0.5~1寸。针刺过程中注意针尖不要向两侧偏移。孔最选用1寸毫针，采用单手进针法，直刺0.8~1寸，得气后施以提插泻法，下插用力轻，上提用力重，出针后不按压针孔。

痰多配中脘、丰隆。中脘选用1寸或1.5寸毫针，采用舒张进针法，直刺0.8~1.2寸，得气后施以提插补法，下插用力重，上提用力轻，出针后按压针孔。中脘可加用灸法，针刺后将放有燃着艾条的灸盒放置于患者上腹部的中脘穴处。丰隆选用1.5寸或2

寸毫针，采用夹持进针法，直刺1~1.5寸，得气后施以提插泻法，下插用力轻，上提用力重，出针后不按压针孔。

（四）其他疗法

1. 皮肤针法 取鱼际至尺泽手太阴肺经循行部、第1胸椎至第2腰椎足太阳膀胱经第1侧线，循经叩刺，以皮肤潮红或微渗血为度。叩刺部位用75%酒精棉球消毒后，以右手拇指、中指、无名指握住针柄，食指伸直按住针柄中段，针头对准皮肤叩刺，运用腕力，使针尖叩刺皮肤后立即弹起，如此反复叩刺。注意针尖与皮肤必须垂直，刺激强度以皮肤潮红、充血，患者无痛感或轻微疼痛为度。

2. 穴位贴敷 白芥子30g，甘遂15g，细辛15g，共为细末，用生姜汁调成膏状，贴敷于背部肺俞、膏肓、膻中、定喘，30~60分钟后去掉，以局部红晕为度。三伏天或三九天贴敷为佳。

3. 耳针法 采用耳穴压丸法，取肾上腺、气管、肺、皮质下、交感，用探针在所选耳穴区查找敏感点，做好标记并消毒，将药粒粘于0.5cm×0.5cm大小胶布中央，并用镊子将粘于胶布上的药粒对准耳穴固定。每日可按压数次。

4. 拔罐法 取肺俞、中府、大椎、定喘、膏肓、肾俞、膻中拔罐。用闪火法将罐吸拔于应拔部位，立即取下，再吸拔，再取下，反复吸拔至局部皮肤潮红或罐体底部发热。动作要迅速而准确，必要时也可在闪罐后留罐。

【实训小结】

1. 哮喘发作期每日治疗1~2次，缓解期每日或隔日治疗1次。
2. 在治疗时可配合精神调节和心理治疗。
3. 拔罐手法要熟练，动作要轻、快、稳、准。用于燃火的酒精棉球不可吸含酒精过多，以免拔罐时滴落到患者皮肤上造成烧烫伤。若不慎出现烧烫伤，按外科烧烫伤常规处理。
4. 对于孕妇、幼儿，应避免贴敷刺激性强、毒性大的药物。在使用过程中，如出现皮肤过敏，如瘙痒潮红、小水疱等，应即停用。

八、便秘

【目的要求】

通过实习，掌握治疗便秘常用的针灸操作手法，能够独立进行相关操作。

【器材用具】

大托盘、1~3寸毫针、消毒干棉球、75%酒精棉球、95%酒精棉球、电针仪、艾条、艾绒、生姜、火罐、凡士林、打火机、镊子、卵圆钳、废物缸等。

【基本知识】

便秘是以大便秘结不通，排便周期或时间延长，或虽有便意但排便困难为主症的病证。其基本病机是大肠传导不利。

大便干结，腹胀，口干口臭，尿赤，舌红，苔黄，脉滑数，为热秘；欲便不得，腹中胀痛，嗳气频作，胸胁胀满，苔薄腻，脉弦，为气秘；大便艰涩，排除困难，腹中冷痛，面色㿠白，四肢不温，小便清长，舌淡，苔白，脉沉迟，为冷秘；有便意而排出不畅，便质不干硬，神疲气怯，面色无华，头晕心悸，舌淡嫩，苔薄，脉细弱，为虚秘。

便秘的治疗以调肠通便为原则，取大肠的背俞穴、募穴和下合穴，主穴为天枢、大肠俞、上巨虚、支沟、照海。热秘配合谷、腹结；气秘配中脘、太冲；冷秘配关元、神阙；虚秘配关元、脾俞；大便干结配关元、下巨虚。

【实训方法】

（一）基本操作

患者取仰卧位。天枢使用1.5寸以上毫针，采用舒张进针法，刺入1~1.5寸。刺入后采用提插捻转行针，以局部产生较强得气感为宜。若患者为顽固性便秘，可在该穴采用3寸毫针，用夹持进针法，刺入腹肌下层，连接电针，选用疏密波，强度以患者耐受为度。大肠俞常与天枢交替使用。患者取俯卧位，大肠俞选用1.5寸毫针，单手进针法，刺入约1寸，提插捻转得气后可采用捻转补法，以针体左转、拇指向前用力为主。上巨虚采用1.5或2寸毫针，采用爪切进针法，刺入1.2~1.5寸，采用提插捻转法行针，得气后可采用提插补法，以下插用力重，上提用力轻为主。支沟采用1寸或1.5寸毫针，采用爪切进针法，刺入0.8~1寸，采用提插捻转行针法，以得气为度。照海采用1寸毫针，用爪切进针法进针，刺入0.5~0.8寸，提插捻转行针，得气后采用捻转补法，以针体左转、拇指向前用力为主。

（二）辨证配穴

1. 热秘 合谷选用1寸的毫针，单手进针法，刺入0.8寸左右，行针得气后采用捻转泻法，以针体右转、拇指向后用力为主，出针后摇大针孔。腹结选用1.5~2寸毫针，采用舒张进针法，行提插捻转，以局部产生较强得气感为度。

2. 气秘 中脘选用1寸或1.5寸毫针，采用舒张进针法，以局部得气为度。患者饱食后应注意针刺深度，不可刺入过深，以免伤及内部脏器。太冲选用1寸毫针，采用爪切进针法，刺入得气后，行捻转泻法，以针体右转、拇指向后用力为主，出针时摇大针孔。

3. 冷秘 关元针刺前应排空小便，选用1.5寸毫针，采用舒张进针法，刺入1寸左右，行提插补法，下插用力重，上提用力轻，出针后按压针孔。关元也可采用隔姜灸，生姜切为2~3mm厚的薄片，上面用针刺数孔，再放置大小适宜的艾炷施灸，灸5~7壮，以患者自觉腹部温热、局部皮肤潮红为度。神阙采用隔盐灸，用干燥的食盐填满肚脐，上面放置艾炷施灸，灸5~7壮，同样以患者自觉腹部温热、局部皮肤潮红为度。

4. 虚秘 关元的操作与冷秘相同。脾俞选用1寸的毫针，采用指切进针法，向脊柱方向斜刺或向下平刺0.5~0.8寸，若患者得气感较差不可强行追求针感，以免伤及内脏。脾俞得气后可采用捻转补法，以针体左转、拇指向前用力为主，出针后按压针孔。

（三）其他疗法

1. 耳针法　便秘时可以刺激大肠、直肠、交感、皮质下。对于已经多日未排便的患者，可以在严格消毒后，用0.5寸的毫针刺激上述穴位，刺入捻转得气后，留针20~30分钟。也可采用耳穴压丸法，选择大肠、直肠、交感、皮质下。用医用胶布将王不留行籽固定在上述穴位，嘱患者每日按压2~3次，每次5分钟左右。左右耳交替治疗，每次治疗一侧穴位。

2. 皮内针法　腹结用碘伏消毒并用乙醇脱碘后，选用图钉式皮内针垂直刺入，并用医用胶布固定。叮嘱患者每日按压2~3次，每次1分钟，以局部出现酸胀感为宜。

3. 穴位埋线法　对于便秘较为严重的患者，可以选用天枢、大肠俞、气海、足三里等。局部严格消毒，将装好羊肠线的埋线针刺入上述腧穴，一般刺入1~1.5寸，不宜过深，以防伤及内脏，提插捻转得气后边退边推针芯，将羊肠线埋于体内。然后用消毒纱布或创可贴覆盖针孔。

【实训小结】

1. 在针灸治疗期间应注意调整患者的生活习惯，养成定时排便的习惯，多吃蔬菜、水果和粗纤维食物。

2. 应积极寻找便秘的病因，对于其他疾病引起的便秘应注意治疗原发疾病。

3. 腹部腧穴的针刺应注意针刺深度，切不可为了追求针感，盲目深刺，以防伤及腹腔脏器，引起感染。

九、泄泻

【目的要求】

通过实习，掌握治疗泄泻常用的针灸操作手法，能够进行独立进行相关操作。

【器材用具】

大托盘、1~2寸毫针、消毒干棉球、75%酒精棉球、95%酒精棉球、电针仪、艾条、艾绒、生姜、火罐、凡士林、打火机、镊子、废物缸等。

【基本知识】

泄泻是以大便次数增多，便质稀溏或完谷不化，甚至如水样为主要特征的病证。其基本病机是脾虚湿盛，肠道分清泌浊，传导功能失司。

大便清稀，腹痛肠鸣，得热则舒，脘闷食少，或兼见恶寒、发热，苔白滑，脉濡缓，为寒湿内盛；腹痛即泻，泻下急迫，大便黄褐臭秽，肛门灼热，发热，口渴喜冷饮，小便短赤，舌红，苔黄腻，脉濡数，为肠腑湿热；暴饮暴食后腹满胀痛、拒按，泻后痛减，大便臭如败卵，纳呆，嗳腐吞酸，苔垢或厚腻，脉滑，为食滞肠胃；素有胸胁胀闷，嗳气食少，泄泻，腹痛，肠鸣每因情志不畅而发作或加重，攻窜作痛，矢气频作，舌红，苔薄白，脉弦，为肝气乘脾；大便溏薄，或完谷不化，迁延反复，稍进油腻食物则大便次数增多，腹部隐痛喜按，神疲乏力，面色萎黄，舌淡，苔薄白，脉细，为脾胃虚弱；晨起泄泻，泻下完谷，泻后则安，脐冷腹痛，喜暖喜按，形寒肢冷，面色㿠白，舌胖而淡，苔白，脉沉细，为肾阳虚弱。

泄泻以健脾利湿、调肠止泻为治法，取大肠的背俞穴、募穴和下合穴，主穴为天枢、大肠俞、上巨虚、三阴交、神阙。寒湿内盛配阴陵泉、脾俞；肠腑湿热配曲池、下巨虚；食滞胃肠配下脘、梁门；肝气乘脾配期门、太冲；脾胃虚弱配脾俞、足三里；肾阳虚衰配肾俞、命门。

【实训方法】

（一）基本操作

患者取仰卧位。天枢使用1.5寸以上毫针，采用舒张进针法，刺入1~1.5寸。刺入后采用提插捻转行针，以患者得气为度。若患者腹泻时间较长，可在该穴连接电针，选用密波，以患者耐受为度。大肠俞常与天枢交替使用。患者取俯卧位，大肠俞针刺选用1.5寸毫针，单手进针法，刺入约1寸，提插捻转得气后可采用捻转补法，以针体左转、拇指向前用力为主。上巨虚采用1.5或2寸毫针，采用爪切进针法，刺入1.2~1.5寸，采用提插捻转法行针，得气后可采用提插补法，下插用力重，上提用力轻。三阴交采用1寸或1.5寸毫针，采用爪切进针法，刺入1~1.2寸，采用提插捻转行针法，以得气为度。神阙采用灸法，可以用艾条温和灸，以局部皮肤潮红为度；或者采用温灸盒灸，截取长约2cm的灸条两段，放于盒内施灸，以皮肤潮红不起疱为度。虚证患者可将食盐填入肚脐，再在上面放置0.2~0.3cm厚的姜片，姜片以针刺数孔，上面放置大艾炷施灸，一般灸5~7壮。

（二）辨证配穴

1. 寒湿内盛 阴陵泉选用1.5寸的毫针，爪切进针法，刺入1~1.2寸，得气后采用捻转补法，以针体左转、拇指向前用力为主，出针后按压针孔。也可在该穴采用温针灸，截取长1~2cm的艾条，点燃后放置在针柄上施灸，一般可灸1~3壮。脾俞选用1寸毫针，采用单手进针法，行提插捻转，以局部产生得气感为度。该穴应当注意针刺深度和角度，进针时向脊柱方向斜刺，深度为0.5~0.8寸，不可刺入过深过快，以免伤及重要脏器。也可在局部采用艾条温和灸，均以局部皮肤潮红不起疱为度。

2. 肠腑湿热 曲池选用1.5寸毫针，采用爪切进针法，以局部得气为度。得气后可以采用捻转泻法，以针体右转、拇指向后用力为主。也可以在该穴采用皮肤针重叩，或用三棱针散刺，再拔火罐，用以清泻热邪。下巨虚选用1.5寸毫针，采用爪切进针法，刺入得气后，行捻转泻法，以针体右转、拇指向后用力为主，出针时摇大针孔。

3. 食滞肠胃 下脘选用1.5寸毫针，采用舒张进针法，刺入1寸左右，行提插捻转手法，以患者出现较强得气感为度。梁门选用1.5寸毫针，采用单手进针法，刺入后提插捻转得气，得气后采用提插泻法，下插用力轻，上提用力重。

4. 肝气乘脾　期门选用1寸毫针，采用爪切进针法，向下斜刺0.5~0.8寸，施以捻转手法得气。该穴针刺时应注意进针角度和深度，切不可向上斜刺，也不可刺入过深，以防伤及重要脏器。如果患者身材消瘦或有肝脾肿大应谨慎操作。太冲选用1寸的毫针，采用指切进针法，提插捻转行针得气后，采用捻转泻法，以针体右转、拇指向后用力为主，获得较强的得气感为佳。

5. 脾胃虚弱　脾俞选用1寸的毫针，采用指切进针法，向脊柱方向斜刺或向下平刺0.5~0.8寸，若患者得气感较差不可强行追求针感，以免伤及内脏。脾俞得气后可采用捻转补法，以针体左转、拇指向前用力为主，出针后按压针孔。足三里选用1.5寸毫针，刺入约1寸，得气后采用提插补法，下插用力重，上提用力轻。也可在足三里采用艾条温和灸或温针灸，以皮肤潮红不起疱为度。

6. 肾阳虚衰　患者取俯卧位。肾俞和命门均用1寸毫针，单手进针法刺入约0.8寸，得气后采用捻转补法，以针体左转、拇指向前用力为主。也可以在两穴使用灸法，艾条温和灸或局部使用隔附子饼灸。将扎好孔的附子饼放在穴位上，上面放置大艾炷施灸，以热感向深层扩散，腰部温暖为佳。

（三）其他疗法

1. 穴位注射法　取天枢、上巨虚。局部用碘伏消毒并用乙醇脱碘后，选用5mL的注射器，吸取维生素B_1或维生素B_{12}注射液，刺入约1寸后，提插捻转得气，回抽无血，确认没有刺入血管后，每个穴位注射2mL药液。

2. 穴位贴敷法　取神阙。将五倍子研成的粉末用食醋调成膏状，填入肚脐，用胶布固定，2~3日更换一次，用于慢性顽固性泄泻。

【实训小结】

1. 腹泻患者不可刺激过强，以免引起患者紧张，加重病情。
2. 若患者腹泻严重，因频繁水样便引起脱水，应当采取综合治疗。

第二节　外科病症

一、扭伤

【目的要求】

通过实习，掌握扭伤常用的针灸操作手法，能够独立进行相关操作。

【器材用具】

大托盘、1~3寸毫针、消毒干棉球、75%酒精棉球、95%酒精棉球、碘伏、皮肤针、三棱针、火罐、王不留行籽、医用胶布、打火机、废物缸等。

【基本知识】

扭伤是指肢体关节或躯体的软组织损伤，如肌肉、肌腱、韧带、血管等扭伤，而无骨折、脱臼、皮肉破损的证候，属于中医学“筋伤”范畴。扭伤部位常发生于颈、肩、肘、腕、腰、髀、膝、踝等处。

本病以通经活络、消肿止痛为治疗原则，针刺为主（陈伤可灸），常用泻法。颈部扭伤，主穴取大椎、天柱、风池、后溪；肩部扭伤，主穴取肩髃、肩髎、臑俞、肩贞；肘部扭伤，主穴取曲池、小海、天井、少海；腕部扭伤，主穴取阳池、阳溪、阳谷、外关、大陵；腰部扭伤，主穴取肾俞、腰阳关、腰眼、委中；髀部扭伤，主穴取环跳、秩边、居髎、承扶；膝部扭伤，主穴取膝眼、鹤顶、梁丘、阳陵泉、膝阳关；踝部扭伤，主穴取解溪、昆仑、申脉、照海、丘墟。

【实训方法】

（一）颈部扭伤

患者取坐位，用75%酒精棉球将选取腧穴消毒，按顺时针方向从内到外依次擦拭。大椎取1.5寸毫针，采用爪切进针法，直刺1~1.2寸（或稍向上斜刺0.5~1寸），以针感向肩臂部传导为佳。天柱取1寸毫针，采用爪切进针法，直刺0.5~0.8寸（或与皮肤呈45°，针尖向内斜刺0.5~0.8寸），切勿向内上方深刺，以免伤及延髓。风池取1寸毫针，采用单手进针法，针尖微下，向鼻尖方向斜刺0.5~0.8寸（或针身与皮肤呈15°，平刺透风府）。后溪选用1寸毫针，针刺时嘱患者微握拳，采用爪切进针法，由尺侧沿掌骨前向掌心直刺0.5~1寸。

上述腧穴进针得气后采用捻转泻法，以针体右转、拇指向后用力为主。

（二）肩部扭伤

患者取正坐位，用75%酒精棉球将选取腧穴消毒，按顺时针方向从内到外依次擦拭。肩髎取1.5寸毫针，采用爪切进针法，直刺0.5~1寸，肩髃取1.5寸或2寸毫针，采用爪切进针法，直刺或向下斜刺0.8~1.5寸。臑俞取1.5寸或2寸毫针，采用爪切进针法，直刺或斜刺0.5~1.5寸。肩贞取1.5寸或2寸毫针，采用爪切进针法，直刺1~1.5寸。针刺肩贞须严格把握针刺角度和方向，切勿向内斜刺、深刺。

上述腧穴进针得气后采用捻转泻法，以针体右转、拇指向后用力为主。

（三）肘部扭伤

患者取正坐位，屈肘将前臂置于治疗台上，肘关节悬空暴露，用75%酒精棉球将选取腧穴消毒，按顺时针方向从内到外依次擦拭。曲池取1.5寸毫针，采用爪切进针法，直刺1~1.5寸，进针得气后采用提插泻法，下插用力轻，上提用力重。小海取1寸毫针，采用单手进针法，直刺0.3~0.5寸。天井取1寸毫针，采用爪切进针法，直刺0.5~1寸。少海取1寸毫针，采用爪切进针法，直刺0.5~1寸。小海、天井和少海采用捻转手法，以局部出现酸胀感且向前臂扩散为佳。

（四）腕部扭伤

患者取坐位，将肘、腕、掌置于治疗台上，手掌面朝下，用75%酒精棉球将选取腧穴消毒，按顺时针方向从内到外依次擦拭。阳池取1寸毫针，采用爪切进针法，直刺0.3~0.5寸，或深刺透向大陵穴使局部酸胀扩散至中指，或向左向右平刺0.5~1寸，使局部酸胀扩散至整个腕关节。阳溪取1寸毫针，采用爪切进针法，直刺0.5~0.8寸。阳谷取1寸毫针，采用爪切进针法，直刺0.3~0.5寸。外关取1寸毫针，采用爪切进针法，直刺0.5~1寸。

上述腧穴得气后均可采用提插泻法，下插用力轻，上提用力重。

（五）腰部扭伤

患者取俯卧位，用75%酒精棉球将选取腧穴消毒，按顺时针方向从内到外依次擦拭。肾俞、腰阳关、腰眼取1.5寸毫针，采用爪切进针法，直刺0.5~1寸。委中取1.5寸或2寸毫针，采用爪切进针法，直刺1~1.5寸，针刺不宜过快、过强、过深，以免损伤腘动脉、胫神经等。

上述腧穴进针捻转得气后采用捻转泻法，以针体右转，拇指向后用力为主。

委中也可使用三棱针点刺周围腘静脉放血，先在点刺穴位上下用手指向点刺处推按，使血液积聚于点刺部位，继之用碘伏棉球消毒皮肤，再用75%酒精棉球脱碘。以左手拇、食、中指紧捏固定点刺部位皮肤，右手拇、食两指捏紧三棱针针柄，中指指腹紧靠针身下端，露出针尖3~5mm，对准点刺部位，快速点刺，随后挤压针孔周围，出血5~10mL，然后用消毒干棉球按压，以无菌敷料覆盖局部。

（六）髀部扭伤

患者取俯卧位，用75%酒精棉球将选取腧穴消毒，按顺时针方向从内到外依次擦拭。环跳取3寸毫针，采用夹持进针法，针尖朝髋关节方向直刺2~2.5寸。秩边取2寸或3寸毫针，采用夹持进针法，直刺1.5~3寸。承扶取1.5寸或2寸毫针，采用爪切进针法，直刺1~2寸。居髎取1.5寸毫针，采用爪切进针法，直刺0.5~1寸。

上述腧穴进针得气后，施以下插用力轻、上提用力重的提插泻法，或以针体右转、拇指向后用力为主的捻转泻法。

（七）膝部扭伤

患者取仰卧位或正坐位屈膝，用75%酒精棉球将选取腧穴消毒，按顺时针方向从内到外依次擦拭。内膝眼取1.5寸毫针，采用单手进针法，向后外斜刺0.5~1寸。犊鼻取1.5寸毫针，采用单手进针法，向后内斜刺0.5~1寸。鹤顶、梁丘取1寸毫针，采用单手进针法，直刺0.5~0.8寸。阳陵泉取1.5寸或2寸毫针，采用爪切进针法，直刺0.8~1.2寸，或向下斜刺1~1.5寸，或向阴陵泉透刺，使局部酸胀，或有麻电感向下放射。膝阳关取 1.5 寸毫针，采用爪切进针法，直刺 0.8~1 寸。

上述腧穴进针得气后，施以下插用力轻、上提用力重的提插泻法，或以针体右转、拇指向后用力为主的捻转泻法，使针感扩散至膝部和大腿外侧。

（八）踝部扭伤

患者取仰卧位或坐位，用 75%酒精棉球将选取腧穴消毒，按顺时针方向从内到外依次擦拭。解溪、丘墟取 1 寸毫针，采用单手进针法，直刺 0.5~1 寸。昆仑、照海取 1 寸毫针，采用单手进针法，直刺 0.5~0.8 寸。申脉取 1 寸毫针，采用单手进针法，直刺 0.3~0.5 寸。

上述腧穴进针得气后，施以捻转泻法，以针体右转、拇指向后用力为主。

（九）其他操作

1. 灸法 颈部和腰部扭伤可加相应夹脊穴，陈旧损伤可在针刺基础上加温和灸。将点燃的艾条悬起于离患处 2~3cm 处进行熏烤，以局部温热而无灼痛为宜，至皮肤红晕为度。或采用灸盒置于腰部治疗。

2. 拔罐法和刺络拔罐法 若新伤局部血肿明显、陈伤瘀血久留、寒邪袭络等，可采用刺络拔罐法。取扭伤部位相应腧穴或阿是穴，用三棱针点刺出血，先在点刺穴位的上下用手指向点此处推按，使血液积聚于点刺部位，然后用碘伏棉球消毒皮肤，再用 75%酒精棉球脱碘，以左手拇、食、中指紧捏固定点刺部位皮肤，右手拇、食两指捏紧三棱针针柄，中指指腹紧靠针身下端，露出针尖 3~5mm，对准点刺部位，快速点刺；或采用皮肤针叩刺，先用碘伏棉球消毒选取的叩刺部位，再用 75%酒精棉球脱碘，右手持皮肤针针柄远端，沉肩垂肘，运用腕部弹力，使针尖叩刺皮肤后，立即弹起（注意：叩击时针尖与皮肤必须垂直，弹刺准确，强度均匀），直至局部出血少许，然后取适当大小的玻璃火罐，采用闪火法将罐扣于出血局部，留置 3~5 分钟取下，取消毒干棉球擦净局部血渍，并以无菌敷料覆盖局部，嘱患者 24 小时内局部保持干燥。

3. 耳针法 取扭伤相应部位耳部敏感点、神门、皮质下，毫针中度刺激，捻针时让患者同时活动受伤部位的关节，留针 30 分钟。亦可用耳穴压丸法，将王不留行籽置于上述耳穴，用医用胶布压迫固定，嘱患者自行按压，一般留置 2~3 天。

【实训小结】

1. 运动针法对于恢复关节扭伤后的功能有良好的临床效果，此法在操作过程中多选用远端穴位，行针得气后配合患者关节的主动或被动运动。如在损伤局部使用运动针法，应在针刺得气后将针退至皮下再行关节运动，以免发生弯针、断针。

2. 关节扭伤后若症状持续，应进一步行相关检查，排除如骨折等情况。

二、肩关节周围炎

【目的要求】

通过实习，掌握肩痹常用的针灸操作手法，能够独立进行相关操作。

【器材用具】

大托盘、1~2 寸毫针、消毒干棉球、75%酒精棉球、95%酒精棉球、火罐、皮肤针、三棱针、碘伏、艾条、灭灸器、打火机、凡士林、电针仪、王不留行籽、医用防水胶布、废物缸等。

【基本知识】

肩痹根据肩关节周围主要疼痛的部位不同，可分为太阴经证、阳明经证、少阳经证、太阳经证。以肩前中府穴区疼痛为主，后伸疼痛加剧，属太阴经证；以肩外侧肩髃、肩髎穴区疼痛为主，三角肌压痛，外展疼痛加剧，属阳明经证、少阳经证；以肩后侧肩贞、臑俞穴区疼痛为主，肩内收时疼痛加剧，属太阳经证。

本病以舒筋活络、行气活血为治疗原则，以肩关节局部取穴为主，主穴取肩髃、肩前、肩贞、阿是穴、阳陵泉、中平穴（足三里下 1 寸）。太阴经证加尺泽、阴陵泉；阳明经证、少阳经证加手三里、外关；太阳经证加后溪、大杼、昆仑；痛在阳明、太阳经加条口透承山。

【实训方法】

（一）基本操作

患者取正坐位，用75%酒精棉球将选取腧穴消毒，按顺时针方向从内到外依次擦拭。肩髃取 1.5 寸或 2 寸毫针，采用爪切进针法，直刺或向下斜刺 0.8~1.5 寸，得气后采用捻转泻法，以针体右转、拇指向后用力为主。肩贞、肩前取 1.5 寸或 2 寸毫针，采用爪切进针法，直刺 1~1.5 寸。针刺肩贞、肩前应严格把握针刺角度和方向，切勿向内斜刺、深刺，得气后采用捻转泻法，以针体右转、拇指向后用力为主。阳陵泉取 1.5 寸或 2 寸毫针，采用爪切进针法，直刺入 1~1.5 寸，或向阴陵泉透刺。中平取 1.5 寸或 2 寸毫针，采用爪切进针法，直刺 1~1.5 寸，得气后采用提插泻法，下插用力轻，上提用力重，同时嘱患者活动患侧肩部，动作由慢到快，幅度由小到大，避免用力过猛引起疼痛。

（二）辨经配穴

1. 太阴经证　尺泽选用 1.5 寸毫针，采用爪切进针法，直刺 0.8~1.2 寸，提插捻转得气。阴陵泉选用 1.5 寸或 2 寸毫针，采用爪切进针法，直刺 1~2 寸，提插捻转得气。

2. 阳明经证　手三里选用 1.5 寸毫针，采用爪切进针法，直刺 0.8~1.2 寸，提插捻转得气。

3. 少阳经证　外关选用 1 寸毫针，采用爪切进针法，直刺 0.5~1 寸，提插捻转得气。

4. 太阳经证　后溪选用 1 寸毫针，采用单手进针法，直刺 0.5~0.8 寸，提插捻转得气。大杼选用1寸毫针，采用单手进针法，向脊柱方向斜刺0.5~0.8寸，捻转得气，切勿直刺、深刺或向外斜刺。昆仑选用1寸毫针，采用单手进针法，直刺0.5~0.8寸，提插捻转得气。

5. 痛在阳明、太阳经 条口透承山。选用2寸毫针，采用单手进针法从条口进针，向承山方向透刺，提插捻转得气后，边行针边令患者活动患侧肩关节，动作由慢到快，幅度由小到大，避免用力过猛引起疼痛。

（三）其他疗法

1. 灸法 局部畏寒发凉可加温和灸，将点燃的艾条悬起于患处2~3cm处进行熏烤，使局部温热而无灼痛为宜，以皮肤红晕为度。亦可采用温针灸法治疗，针刺得气后，在针柄穿置一段长1~2cm的艾条，点燃后施灸。

2. 拔罐法 肩部针后还可加拔火罐并行走罐，先于肩部涂抹润滑剂（如凡士林、润肤霜、液体石蜡等），采用闪火法将罐吸拔于局部，随即一手握住罐体，略用力将罐反复推拉，直至皮肤紫红为度。

3. 刺络拔罐法 肩部肿痛明显而瘀阻浅表者可采用皮肤针中重度叩刺至局部轻微渗血。先用碘伏消毒选取的叩刺部位，再用75%酒精棉球脱碘，右手持皮肤针针柄远端，沉肩垂肘，运用腕部弹力，使针尖叩刺皮肤后，立即弹起（注意：叩击时针尖与皮肤必须垂直，弹刺准确，强度均匀），直至局部出血少许。若瘀阻较深者可用三棱针点刺出血，先在点刺穴位的上下用手指向点此处推按，使血液积聚于点刺部位，然后用碘伏消毒，再用75%酒精棉球脱碘，以左手拇、食、中指紧捏固定点刺部位皮肤，右手拇、食两指捏紧三棱针针柄，中指指腹紧靠针身下端，露出针尖3~5mm，对准点刺部位，快速点刺。上述方法操作后，再加拔火罐，留置3~5分钟取下，取消毒干棉球擦净局部血渍，并以无菌敷料覆盖局部，嘱患者24小时内局部保持干燥。每周2次。

4. 耳针法 可选取耳穴肩、肩关节、锁骨、神门、对应点等。每次取3~4穴，毫针强刺激，留针30分钟；或用耳穴压丸法，以王不留行籽贴压。

5. 电针法 取肩髃、肩髎、肩前、天宗、曲池、外关等。每次取2~4穴，接通电针仪，早期用连续波，后期用断续波强刺激10~15分钟。

【实训小结】

1. 治疗前必须明确诊断，排除肩关节结核、肿瘤、骨折、脱臼等疾病，并与颈椎病、内脏病变引起的牵涉痛相区别。

2. 针刺肩贞、肩前应严格把握针刺角度和方向，切勿向内斜刺、深刺，以免造成气胸。

3. 把握针灸治疗时机，越早治疗效果越好。对组织粘连、肌肉萎缩者，可配合推拿治疗。

4. 自主锻炼与被动锻炼相结合，强调适当进行肩关节功能练习，如每日做2~3次“手指爬墙”运动。注意肩部保暖，避免风寒湿邪侵袭。

三、颈椎病

【目的要求】

通过实习，掌握颈痹病常用的针灸操作手法，能够独立进行相关操作。

【器材用具】

大托盘、1~1.5 寸毫针、消毒干棉球、75%酒精棉球、碘伏、电针仪、皮肤针、生姜、艾绒、艾条、打火机、镊子、灭灸器、废物缸等。

【基本知识】

颈痹是由于增生性颈椎炎，颈椎间盘突出，颈椎间关节、韧带等组织的退行性改变，刺激和压迫颈神经根、脊髓、椎动脉和颈部交感神经等，出现以头枕、颈项、肩背、上肢等部位疼痛以及进行性肢体感觉和运动功能障碍为主要临床表现的综合证候群。

本病以祛风散寒、舒筋活络为治疗原则，以颈项局部腧穴为主，主穴取大椎、天柱、后溪、颈部夹脊。风寒痹阻，加风门、风府；劳损血瘀，加膈俞、合谷、太冲；肝肾亏虚，加肝俞、肾俞、足三里。根据压痛点所在部位，取肩井、天宗；上肢手指麻痛甚，加曲池、合谷、外关；头晕、头痛、目眩，加百会、风池、太阳；恶心、呕吐，加天突、内关。

【实训方法】

（一）基本操作

患者取正坐位或伏案坐位，用75%酒精棉球将选取腧穴消毒，按顺时针方向从内到外依次擦拭。大椎取 1.5 寸毫针，采用爪切进针法，直刺 1~1.2 寸（或稍向上斜刺 0.5~1寸），使针感向肩臂部传导。天柱取 1 寸毫针，采用单手进针法，直刺 0.5~0.8 寸（或与皮肤呈 45°夹角，针尖向内斜刺 0.5~0.8 寸），切勿向内上方深刺，以免伤及延髓。后溪针刺嘱患者微握拳，取 1 寸或 1.5 寸毫针，采用单手进针法，由尺侧沿掌骨前向掌心直刺 0.5~1 寸。颈部夹脊穴取 1 寸毫针，采用爪切进针法，直刺 0.3~0.5 寸（或与皮肤呈 45°夹角，针尖向颈椎方向斜刺），施平补平泻法，使针感向肩背、上肢传导为佳。

（二）辨证配穴

1. 风寒痹阻　风门取 1 寸毫针，采用单手进针法，向脊柱方向斜刺 0.5~0.8 寸，捻转得气，切勿直刺、深刺或向外斜刺。风府取 1 寸毫针，采用单手进针法，向下颌方向缓慢刺入 0.5~1 寸，捻转得气，切勿向上斜刺、深刺。

2. 劳损血瘀　膈俞取 1 寸毫针，采用单手进针法，向脊柱方向斜刺 0.5~0.8 寸，捻转得气，切勿直刺、深刺或向外斜刺。合谷取 1 寸毫针，采用单手进针法，直刺

0.5~1寸，得气后采用提插泻法，下插用力轻，上提用力重。太冲取1寸毫针，采用单手进针法，直刺0.5~0.8寸，得气后采用捻转泻法，以针体右转，拇指向后用力为主。

3. 肝肾亏虚 肝俞取1寸毫针，采用单手进针法，向脊柱方向斜刺0.5~0.8寸，捻转得气，切勿直刺、深刺或向外斜刺。肾俞取1寸或1.5寸毫针，采用爪切进针法，直刺0.5~1寸，得气后采用提插补法，下插用力重，上提用力轻。足三里选用1.5寸或2寸毫针，采用爪切进针法，直刺1~2寸，得气后采用提插补法，下插用力重，上提用力轻。

（三）随症配穴

1. 局部压痛 根据压痛点所在部位取穴，如肩井、天宗等。肩井取1寸毫针，采用单手进针法，直刺0.5~0.8寸。本穴深部正当肺尖，慎不可深刺，以防刺伤肺尖造成气胸。天宗取1寸或1.5寸毫针，采用单手进针法，直刺或斜刺0.5~1寸，提插捻转得气，以针感穿过肩胛传到至手指为佳。

本病亦可采用皮肤针叩刺，先用碘伏消毒选取的叩刺部位，再用酒精棉球脱碘，右手持皮肤针针柄远端，沉肩垂肘，运用腕部弹力，使针尖叩刺皮肤后，立即弹起（注意：叩击时针尖与皮肤必须垂直，弹刺准确，强度均匀），直至局部轻微渗血，取消毒干棉球擦净局部血渍。

2. 上肢症状（上肢及手指麻痛甚） 曲池选取1.5寸毫针，合谷、外关可选取1寸毫针，三穴均可采用爪切进针法，曲池直刺1~1.5寸，合谷、外关直刺0.5~1寸，提插捻转得气。

3. 头部症状（头晕、头痛、目眩） 百会取1寸毫针，采用单手进针法，沿督脉走行平刺0.5~0.8寸，捻转得气。风池取1寸或1.5寸毫针，采用单手进针法，向鼻尖方向斜刺0.8~1.2寸，缓慢进针，捻转得气。太阳取1寸毫针，采用单手进针法，直刺或向头部斜刺0.3~0.5寸，捻转得气。

4. 胃部症状（恶心、呕吐） 天突选取1.5寸毫针，采用爪切进针法，先直刺0.2~0.3寸，然后将针尖向下，紧靠胸骨柄后方刺入1~1.2寸，切勿直刺、深刺，以免刺伤气管。内关选取1寸毫针，采用爪切进针法，直刺0.5~1寸，提插捻转得气。

（四）其他疗法

1. 灸法 可在颈部采用灸法，如艾条温和灸。取清艾条或药艾条点燃后，对准颈部穴位，距离皮肤2~3cm施灸，或沿着颈部督脉、夹脊穴循行路线移动艾条，以局部皮肤红晕为度。

对于正气不足、肝肾亏虚者，可在肾俞和足三里穴处采用灸法，均可使用艾条温和灸或温针灸。针刺得气后，在针柄穿置一段长1~2cm的艾条，点燃施灸。此外，还可以在上述二穴采用隔姜灸，将生姜切成2~3mm的薄片，上面以针刺数孔，然后放置大小适宜的艾炷，点燃施灸。患者不能耐受时可以将姜片端起，或在姜片下端再放置一个姜片，一般灸3~6壮，以皮肤红晕不起疱为度。

2. 三棱针法或刺络拔罐法　血瘀重者可在疼痛明显处用三棱针点刺放血。先在预备点刺部位的上下用手指向点此处推按，使血液积聚于点刺部位，然后用碘伏消毒，再用75%酒精棉球脱碘，以左手拇、食、中指紧捏固定点刺部位皮肤，右手拇、食两指捏紧三棱针针柄，中指指腹紧靠针身下端，露出针尖3~5mm，对准点刺部位，快速点刺，挤压针孔周围，出血少许，然后用消毒干棉球按压，最后用无菌敷料或创可贴贴护。亦可在痛点点刺放血，然后行拔罐法。

3. 电针法　取颈夹脊穴，针刺得气后，接通电针仪，选用连续波或疏密波，刺激20分钟，强度以患者耐受为度。

【实训小结】

1. 针刺上颈部穴位，如风池、哑门等时，应注意针刺角度和深度，切勿向内上方、上方深刺，以免伤及延髓。

2. 由于颈部肌肉较少，若采用拔罐法建议使用抽气罐。

四、落枕

【目的要求】

通过实习，掌握落枕常用的针灸操作手法，能够独立进行相关操作。

【器材用具】

大托盘、1~1.5寸毫针、消毒干棉球、75%酒精棉球、95%酒精棉球、碘伏、灸条、灭灸器、皮肤针、火罐、酒精灯、废物缸等。

【基本知识】

落枕是指患者颈项部强痛、活动受限的一种病症，多发生在晨起后，疼痛可向同侧肩背及上肢扩散。查体时可见局部肌肉痉挛，压痛明显，但无红肿。若痛在项背，头部俯仰受限，项背部压痛明显，病变以督脉、太阳经为主；若痛在颈、臂，颈部不能左右回顾和向两侧偏斜，颈侧部压痛明显，病变以少阳经为主。

本病以舒筋活络、行气止痛为治疗原则，针灸并用，多用泻法，主穴取大椎、后溪、悬钟、落枕、阿是穴。病及太阳经，可加天柱、肩外俞；病及少阳经，可加风池、肩井；疼痛向肩胛区放射，加天宗、秉风。

【实训方法】

（一）基本操作

患者取坐位，用75%酒精棉球将选取腧穴消毒，按顺时针方向从内到外依次擦拭。大椎取1寸毫针，采用单手进针法，直刺或稍向上斜刺0.5~1寸，使针感向肩臂部传导。后溪取1寸毫针，嘱患者微握拳，采用单手进针法，直刺0.5~1寸，进针得气后采用提插泻法，下插用力轻，上提用力重。悬钟取1.5寸毫针，采用爪切进针法，直刺

1~1.5寸，进针得气后采用提插泻法，下插用力轻，上提用力重。落枕取1寸毫针，采用爪切进针法，直刺0.5~0.8寸，可采用捻转泻法，以针体右转、拇指向后用力为主。阿是穴视部位不同而采用不同的针刺手法。肩井部位痛点切忌针刺过深，以免刺伤肺尖，造成气胸。

（二）辨经配穴

1. 太阳经 天柱取1寸毫针，采用爪切进针法，直刺0.5~0.8寸（或与皮肤呈45°夹角，针尖向内斜刺0.5~0.8寸），切勿向内上方深刺，以免伤及延髓。肩外俞取1寸毫针，采用单手进针法，向脊柱方向斜刺0.5~0.8寸，不宜深刺。

2. 少阳经 风池取1寸毫针，采用单手进针法，针尖微下，向鼻尖方向斜刺0.5~0.8寸，捻转得气。肩井取1寸毫针，采用单手进针法，直刺0.5~0.8寸。本穴深部正当肺尖，慎不可深刺，以防刺伤肺尖造成气胸。

若疼痛向肩胛区放射，天宗取1寸或1.5寸毫针，采用单手进针法，直刺或斜刺0.5~1寸，提插捻转得气，以针感穿过肩胛传到至手指为佳。秉风选取1寸毫针，采用单手进针法直刺0.5~0.8寸或向锁骨上窝斜刺0.5~1寸，不宜向胸部深刺。

上述腧穴留针30分钟，局部取针后，远端腧穴行针，嘱患者在行针时向前、后、左、右活动颈项部，动作轻缓，幅度由小到大。

（三）其他疗法

1. 灸法 若由风寒所致者可局部加灸，使用艾条温和灸，点燃艾条，对准穴位，距离皮肤2~3cm施灸，以局部皮肤红晕为度。

2. 指针法 取患侧承山穴，术者以拇指重掐至局部酸胀，边指压边嘱患者活动颈部，适用于病症初起。

3. 皮肤针法 用皮肤针叩刺颈项强痛部位及肩背部压痛点，以局部皮肤潮红为度。

4. 拔罐法或刺络拔罐法 取大椎、肩井、天宗、阿是穴，疼痛轻者可直接拔罐，疼痛较重者可局部用皮肤针叩刺出血再拔罐。

5. 耳针法 取颈、颈椎、神门，毫针浅刺，捻转泻法，动留针30分钟，同时嘱患者活动颈项部。

【注意事项】

1. 肩颈部位阿是穴切忌针刺过深，以免刺伤肺尖，造成气胸。

2. 本病治疗关键在于局部取穴、“以痛为输”，远端穴位要强刺激，并令患者配合颈项主动运动，采用运动针法临床疗效更佳；若在颈肩部针刺后运用运动针法，应在运动前将针退至皮下。

五、腰痛

【目的要求】

通过实习，掌握腰痛常用的针灸操作手法，能够独立进行相关操作。

【器材用具】

大托盘、1~2 寸毫针、消毒干棉球、75%酒精棉球、火罐、揿针、王不留行籽、医用胶布、艾绒、附子饼、线香、电针仪、碘伏、地塞米松、普鲁卡因、10mL 注射器、废物缸等。

【基本知识】

腰痛，又称“腰脊痛”，以自觉腰部疼痛为主症。疼痛在腰脊正中，为督脉病症；疼痛部位在腰脊两侧，为足太阳经病症。

本病治则：寒湿腰痛温经散寒，瘀血腰痛活血化瘀，均针灸并用，施以泻法；肾虚腰痛益肾壮腰，针灸并用，施以补法。取穴以督脉和足太阳膀胱经腧穴为主，主穴取委中、脊中、腰阳关、肾俞、大肠俞、阿是穴。寒湿腰痛，加灸腰俞；瘀血腰痛，加刺膈俞；肾虚腰痛，加灸命门。

【实训方法】

（一）基本操作

患者取俯卧位，用75%酒精棉球将选取腧穴消毒，按顺时针方向从内到外依次擦拭。委中取 1.5 寸或 2 寸毫针，采用爪切进针法，直刺 1~1.5 寸，针刺不宜过快、过强、过深，以免损伤血管或神经。脊中取 1 寸或 1.5 寸毫针，采用单手进针法，向上斜刺 0.5~1 寸。腰阳关取 1 寸或 1.5 寸毫针，采用爪切进针法，直刺 0.5~1 寸。肾俞取 1 寸或 1.5 寸毫针，采用爪切进针法，直刺 0.5~1 寸。大肠俞取 1.5 寸或 2 寸毫针，采用爪切进针法，直刺 1~1.5 寸。

（二）辨证配穴

1. 寒湿腰痛　可用艾条在腰俞穴处施以温和灸，将点燃的艾条悬起于患处 2~3cm 处进行熏烤，局部温热而无灼痛为宜，以皮肤红晕为度。或采用灸盒置于腰部施灸。

2. 瘀血腰痛　膈俞取 1 寸毫针，采用单手进针法，向脊柱方向斜刺 0.5~0.8 寸，切勿向外斜刺或直刺过深，以免损伤肺叶。在委中附近寻找腘静脉，用三棱针快速点刺放血，先在点刺穴位的上下用手指向点此处推按，使血液积聚于点刺部位，然后用碘伏消毒，再用 75%酒精棉球脱碘，以左手拇、食、中指紧捏固定点刺部位皮肤，右手拇、食两指捏紧三棱针针柄，中指指腹紧靠针身下端，露出针尖 3~5mm，对准点刺部位，快速点刺，挤压针孔周围，出血 2~3 滴，然后用消毒干棉球按压，最后使用无菌敷料或创可贴贴护。

3. 肾虚腰痛　将附子饼置于命门穴处，将艾绒捏成底部直径 1cm 左右的艾炷，置于附子饼之上，用点燃的线香引燃艾炷顶部，当艾炷燃尽时用镊子更换艾炷。每次每穴灸 5~7 壮，2~3 日一次。

（三）其他疗法

1. 电针法 上述诸穴均可采用电针法。针刺得气后留针，在同侧两个腧穴的毫针针柄处连接一组电针，接通电针仪，以连续波刺激 20~30 分钟，强度以患者耐受为度。

2. 耳针法 取 0.5 寸毫针，直刺患侧腰骶椎、肾、神门等耳穴，行针时嘱患者活动腰部；或揿针埋藏；或用王不留行籽贴压。

3. 穴位注射法 疼痛严重者，亦可采用穴位注射法。穴位用碘伏消毒，再用 75%酒精棉球脱碘，用 10mL 注射器吸取地塞米松 5mL 和普鲁卡因 2mL 混合液，刺入穴位得气后回抽，若无回血则缓慢注射药液，每穴 0.5~1mL，每日一次。

【实训小结】

1. 委中针刺不宜过快、过强、过深，以免损伤血管或神经。

2. 穴位注射时应避免刺激过大，针刺得气后回抽无血，确认针尖不在血管内，再缓慢推注药物；如针刺过程中，患者有触电样感觉，应退针改变针尖方向，避免损伤神经。

3. 治疗前需辨清病因，内脏疾病引起的腰痛以治疗原发疾病为主，脊柱结核、肿瘤等引起的腰痛不属于针灸治疗范围。

六、腱鞘囊肿

【目的要求】

通过实习，掌握腱鞘囊肿常用的针灸操作手法，能够独立进行相关操作。

【器材用具】

大托盘、1 寸毫针、消毒干棉球、75%酒精棉球、三棱针、火针、艾条、碘伏、消毒硬币、消毒纱布、酒精灯、废物缸等。

【基本知识】

腱鞘囊肿是筋膜部位发生的囊性肿物，以腕关节多见，可发生于手掌指关节和足趾的背面、腘窝等处。

本病以行气活血、化瘀散结为治疗原则，采用围刺法，以泻法为主。针刺以囊肿局部（阿是穴）为主。

【实训方法】

（一）基本操作

腱鞘囊肿若见于手部、足背部，患者取坐位；若见于腘窝，患者取俯卧位。使用 75%酒精棉球将病变部位消毒，按顺时针方向从内到外依次擦拭。取 1 寸毫针，在囊肿四周呈 45°角分别向囊肿底部刺入，穿透囊壁，留针 10 分钟。或先用碘伏消毒，再用

75%酒精棉球脱碘后，用三棱针在囊肿高点处进针，直刺穿透囊壁，出针时摇大针孔，用手指由轻到重挤压囊肿片刻，将囊液尽可能挤出，最后在局部置一消毒硬币，用消毒纱布加压敷盖包扎。

（二）其他疗法

1. 火针法 于囊肿上选2~3个点作标记，先用碘伏消毒，再用75%酒精棉球脱碘后，将火针烧红后，迅速点刺穿透囊壁。出针后，用手指由轻到重挤出囊液，并用消毒纱布加压敷盖。

2. 温针灸法 于囊肿中央直刺1针，取一段1~2cm的艾条，穿置于针柄尾部，点燃艾条使热度通过毫针进入囊肿内部，艾条燃尽取针，然后在针孔处加压挤出囊液，再用消毒纱布加压包扎。

【实训小结】

1. 行三棱针或火针治疗时，需严格消毒，避免感染。
2. 治疗期间嘱患者注意保暖，避免寒湿邪气侵袭。

七、坐骨神经痛

【目的要求】

通过练习，掌握坐骨神经痛常用的针灸操作手法，能够独立进行相关操作。

【器材用具】

大托盘、1~3.5寸毫针、三棱针、火罐、打火机、消毒干棉球、75%酒精棉球、95%酒精棉球、消毒干棉球、电针仪、弯盘、锐器桶、废物缸等。

【基本知识】

坐骨神经痛是腰或臀、大腿后侧、小腿后外侧及足外侧，出现放射样、电击样、烧灼样疼痛。起病急，痛势剧烈，痛处固定，拒按，为实证；起病缓，痛势隐隐，喜按揉，伴腰膝酸软，倦怠乏力，脉细沉，为虚证。坐骨神经痛按所属经络不同，可分为足太阳经证和足少阳经证。以下肢后侧疼痛为主，属足太阳经证；以下肢外侧疼痛为主，属足少阳经证。本病按证候不同分为寒湿证、瘀血证和气血不足证。腰腿冷痛、重着，遇冷加重，得温痛减，舌质淡，苔白滑，脉沉迟，为寒湿证；腰腿疼痛剧烈，痛如针刺，痛处固定不移，夜间加重或伴有外伤史，舌质紫暗，脉涩，为瘀血证；痛势隐隐，喜按喜揉，劳则加重，舌淡，脉细，为气血不足证。

本病治疗以足少阳、足太阳经穴为主。足太阳经证，取腰夹脊、秩边、委中、承山、昆仑、至阴、阿是穴；足少阳经证，取腰夹脊、环跳、阳陵泉、悬钟、丘墟、阿是穴。寒湿证，配命门、腰阳关；瘀血证，配血海、三阴交；气血不足证，配足三里、三阴交。

【实训方法】

（一）基本操作

患者采用俯卧位。腰部夹脊穴取 1.5 寸毫针，采用单手进针法，直刺 0.5~1 寸（或与皮肤呈 45°夹角，针尖向腰椎方向斜刺），施平补平泻法，针感向腰部两侧、下肢传导为佳。秩边取 2~2.5 寸针直刺 1.5~2 寸，环跳穴取 3~3.5 寸针直刺 2~3 寸，均采用夹持进针法，左手拇食指持少量无菌干棉球捏持针体段，右手拇食指持针柄，将针尖对准穴位，双手配合，迅速将针刺入皮下，实证行泻法、虚证行补法，针感沿下肢足太阳膀胱经或足少阳胆经传导为佳。委中取 1.5 寸或 2 寸毫针，采用单手进针法，直刺 1~1.5 寸，针刺不宜过快、过强、过深，以免损伤腘动脉、胫神经等。阳陵泉、承山取 1.5~2 寸毫针，采用单手进针法，直刺 1~1.5 寸，实证行泻法、虚证行补法，注意承山进针不宜过深、手法不宜过重，以免引起下肢痉挛。昆仑、至阴、悬钟、丘墟均选用 1 寸毫针，采用指切进针法，直刺 0.5~0.8 寸，行平补平泻法。

（二）辨证配穴

1. 寒湿证 命门、腰阳关取 1 寸毫针，采用指切进针法，直刺 0.5~0.8 寸，施以泻法。

2. 瘀血证 血海、三阴交取 1~2 寸毫针，采用单手进针法，直刺 1~1.5 寸，施以泻法。

3. 气血不足证 足三里、三阴交取 1~2 寸毫针，采用单手进针法，直刺 1~1.5 寸，施以补法。

（三）其他疗法

1. 拔罐法及刺络拔罐法 沿下肢足太阳、足少阳经循行部位行闪罐、走罐法，可参考基本操作中主穴的留罐法。选取合适大小的玻璃罐，用火将点燃的 95%酒精棉球伸入罐内绕 1~3 圈后，将火退出，迅速将罐扣在穴位上，留罐 5~10 分钟后将罐取下。

寒湿证和瘀血证可采用刺络拔罐法，选用腰骶部阿是穴，先用碘伏消毒，再用 75%酒精棉球脱碘，用皮肤针重度叩刺。右手持皮肤针针柄远端，沉肩垂肘，运用腕部弹力，使针尖叩刺皮肤后，立即弹起（注意：叩击时针尖与皮肤必须垂直，弹刺准确，强度均匀）直至局部出血。或用三棱针在疼痛处围刺，局部出后血用三棱针在膈俞穴处行围刺操作，局部出血后再将火罐吸拔于围刺出血处，留置 5~10 分钟后取罐，后取消毒干棉球擦净局部血渍，并嘱患者 24 小时内局部保持干燥。

2. 灸法 寒湿腰痛可用艾条在肾俞、腰阳关处施以温和灸，将点燃的艾条悬起于患处 2~3cm 处进行熏烤，以局部温热而无灼痛为宜，至皮肤红晕为度。或采用灸盒置于腰部施灸。

3. 电针法 根性坐骨神经痛取 L1~L4 夹脊、阳陵泉或委中，干性坐骨神经痛取秩边或环跳、阳陵泉、委中。针刺通电后，用密波或疏密波，刺激量逐渐由中度到重度。

4. 穴位注射法　选腰夹脊、秩边、环跳、阳陵泉等或阿是穴，用碘伏消毒，再用75%酒精棉球脱碘，用10mL注射器吸取地塞米松5mL和普鲁卡因2mL混合液，或维生素B_1、维生素B_{12}、当归注射液等，每穴注射1~2mL，每日或间隔一日一次。

【实训小结】

1. 选穴可根据疼痛循经部位而定，并依辨证选择穴位治疗。

2. 穴位注射时注意进针后行针得气，并回抽有无见血，确认针尖不在血管内，再缓慢推注药物，避免药物直接注射入血管；如针刺过程中，患者有触电样感觉，应退针改变针尖方向，避免损伤神经。对于麻醉内药物应提前进行皮试，防止过敏。

第三节　其他病症

一、耳鸣、耳聋

【目的要求】

通过实习，掌握耳鸣、耳聋常用的针灸操作手法，能够进行独立进行相关操作。

【器材用具】

大托盘、1~2寸毫针、消毒干棉球、75%酒精棉球、95%酒精棉球、电针仪、艾条、艾绒、生姜、火罐、凡士林、打火机、镊子、废物缸等。

【基本知识】

耳鸣、耳聋可以分为虚证和实证。若暴病耳聋，或耳中溃胀，耳鸣如潮，鸣声隆隆不断，按之不减，为实证。兼见耳胀、耳痛，伴见头痛面赤，口苦咽干，烦躁善怒，脉弦，为肝胆火盛；兼见头痛恶风，发热口干，舌红苔薄，脉浮数，为外感风邪。若久病耳聋，耳鸣如蝉，时作时止，劳累则加剧，按之鸣声减弱者为虚证。兼见头晕，腰腿酸软乏力，遗精，带下，脉虚细，属肾精亏损。

本病实证的治疗以耳区局部取穴及手足少阳经穴为主，听会、翳风、中渚、侠溪为主穴。外感风邪配外关、合谷；肝胆火盛配太冲、丘墟；虚证的治疗以足少阴经穴、耳部局部穴为主，选太溪、肾俞、听宫、翳风等穴。

【实训方法】

（一）实证

1. 基本操作　患者取仰卧位。听会采用爪切进针法，选用1寸毫针，嘱患者张口，在耳屏间切迹与下颌骨髁状突之间的凹陷中，垂直刺入0.5~1寸。刺入后采用提插捻转法行针，以针感向耳底或耳周传导为佳，嘱患者缓慢闭口后留针。翳风选用1.5寸毫针，采用爪切进针法，直刺 0.8~1.2 寸，行提插捻转以针感向耳底或耳周传导为佳。中渚选用 1 寸毫针，采用爪切进针法，直刺 0.3~0.5 寸，提插捻转得气。侠溪选用 1 寸毫针，采用单手进针法，直刺 0.5~0.8 寸，提插捻转得气。

2. 辨证配穴

（1）外感风邪：外关选用 1 寸或 1.5 寸的毫针，采用爪切进针法，直刺 0.5~1 寸，提插捻转得气后采用捻转泻法，以拇指向后，右转用力为主。合谷选用 1 寸或 1.5 寸的毫针，采用爪切进针法，直刺 0.8~1 寸，提插捻转得气后采用提插泻法，下插时用力轻，上提时用力重，出针后不按压针孔。

背部膀胱经可以走罐，选用大小适宜的火罐，背部涂上润滑油脂，将罐吸拔后，以一手握住罐底，稍倾斜，沿大杼到肾俞反复推拉移动，以皮肤潮红为度。

（2）肝胆火盛：太冲选用 1 寸或 1.5 寸的毫针，采用爪切进针法，直刺 0.8~1 寸。丘墟选用 1 寸的毫针，采用爪切进针法，直刺 0.5~0.8 寸。两穴均在提插捻转得气后采用捻转泻法，以拇指向后，右转用力为主，出针后不按针孔。

实证也可在太冲采用三棱针点刺放血，先在点刺穴位的上下用手指向点刺处推按，使血液积聚于点刺部位，然后用碘伏消毒，再用酒精棉球脱碘，左手固定，右手对准点刺部位，挤压针孔周围，出血少许，用消毒干棉球按压。

（二）虚证

患者取仰卧位。听宫的操作与听会相同，翳风的操作与实证相同。太溪选用 1 寸或 1.5 寸的毫针，采用爪切进针法，刺入 0.5~1 寸，提插捻转得气后采用捻转补法，以拇指向前用力、针体左转为主。肾俞选用 1 寸或 1.5 寸的毫针，刺入 0.5~1 寸，提插捻转得气后采用提插补法，下插时用力重，上提时用力轻，出针后按压针孔。

虚证也可采用灸法。太溪和肾俞可以使用艾条温和灸，点燃艾条，对准穴位，距离皮肤 2~3cm 施灸，以局部皮肤红晕为度。肾俞还可以采用隔姜灸，将生姜切成 2~3mm 厚的薄片，上面以针刺数孔，然后放置大小适宜的艾炷，点燃施灸。患者不能耐受时可以将姜片端起，或在姜片下端再放置一个姜片，一般灸 5~7 壮，以皮肤红晕不起疱为度。

（三）其他疗法

1. 电针法 选用局部或邻近腧穴，如翳风、听会等，连接电针，选用连续波，强度以患者耐受为度，留针 30 分钟。

2. 耳针法 取肝、胆、肾、三焦、内耳、外耳、皮质下行耳穴压丸法。用 75% 酒精消毒耳廓，若皮脂较多，可用酒精棉球擦拭多次，在擦拭过程中应注意尽量避免酒精流入外耳道。选取 3~5 个穴位，用医用胶布固定王不留行籽，嘱患者每日自行按压 2~3 次。

【实训小结】

1. 针灸治疗耳鸣、耳聋有一定的疗效，但是对于鼓膜损伤、听力完全丧失者，效果不佳。

2. 针灸治疗期间应当注意休息，避免使用耳毒性药物。

3. 局部腧穴的操作应注意手法轻重适宜，不可为了追求针感，一味强刺激，应以患者能够耐受为度。

二、痛经

【目的要求】

通过实习，掌握痛经常用的针灸操作手法，能够进行独立进行相关操作。

【器材用具】

大托盘、1~2 寸毫针、消毒干棉球、75%酒精棉球、95%酒精棉球、电针仪、艾条、艾绒、生姜、火罐、凡士林、打火机、镊子、废物缸等。

【基本知识】

痛经是指经期或行经前后出现的周期性小腹疼痛。疼痛发于经前或经行之初，以绞痛、灼痛、刺痛为主，疼痛拒按，多属实证；月经将净或经后始作痛者，以隐痛、坠痛为主，喜按喜揉，多属虚证。量少，质稠，行而不畅，血色紫黯有块，块下痛缓，为实证；量少色淡或色黯，为虚证。经前或经期小腹胀痛拒按，经血量少，行而不畅，血色紫黯有块，块下痛缓，伴有乳房胀痛，舌质紫黯或有瘀点，脉弦，为气滞血瘀；小腹冷痛拒按，得热痛减，量少色黯，面色青白，肢冷畏寒，舌黯苔白，脉沉紧，为寒凝血瘀；小腹隐痛喜按，月经量少色淡，面色无华，舌淡，脉细无力，为气血虚弱；经后小腹绵绵作痛，月经色黯量少，伴腰骶酸痛、头晕耳鸣，舌淡红苔薄，脉沉细，为肾气亏损。

痛经的治疗以调理冲任、温经止痛为原则，以任脉及足太阴经穴为主，主穴取中极、三阴交、地机、次髎。气滞血瘀配太冲、血海；寒凝血瘀配关元、归来；气血虚弱配气海、血海；肾气亏损配太溪、肾俞。

【实训方法】

（一）基本操作

患者取仰卧位。中极需在排尿后进行操作，选取 1.5 或 2 寸的毫针，采用舒张进针法，直刺 1~1.5 寸，提插捻转得气后，施予较强手法，以针感向下传导为宜。三阴交选用 1.5 寸或 2 寸的毫针，采用爪切进针法，刺入 1~1.5 寸，提插捻转得气后留针。地机选用 1.5 寸或 2 寸的毫针，采用爪切进针法，刺入 1~1.5 寸，提插捻转得气后留针。针刺次髎时，患者取俯卧位，选用 1.5 寸的毫针，采用爪切进针法，直刺或针尖略微朝向后正中线方向刺入 1 寸，以腰骶部出现酸胀感为宜，切忌刺入过深。

寒凝血瘀、气血虚弱和肾气亏损者可以加用灸法。中极、次髎可以采用艾条悬起灸，点燃后对准穴位，距离皮肤 2~3cm 施灸；也可采用温灸盒灸，截取 2~3cm 的艾条

2段，点燃后放入温灸盒内施灸，以局部皮肤出现红晕为度。三阴交和地机可以采用艾条悬起灸，方法同前；也可以采用温针灸，截取长1~2cm的艾条，扎孔后放置于针柄，点燃施灸。温针灸时注意保护周围皮肤，以免艾灰掉落灼伤皮肤。

（二）辨证配穴

1. 气滞血瘀 太冲选用1寸或1.5寸的毫针，采用爪切进针法，刺入0.5~1寸，提插捻转得气后可以采用捻转泻法，以拇指向后、右转用力为主。血海选用1.5寸或2寸毫针，采用爪切进针法，直刺1~1.5寸，提插捻转获得较强得气感后留针。

气滞血瘀型也可选取次髎、中极两穴，以拔罐法治疗。

2. 寒凝血瘀 关元需在排尿后进行针刺操作。关元和归来均可选用1.5寸或2寸的毫针，采用舒张进针法，直刺1~1.5寸，提插捻转得气，以针感向下放射为佳。

寒凝血瘀型也可采用灸法，选用艾条悬起灸或艾灸盒灸，方法同前；或者采用隔姜灸，生姜切薄片扎孔后，放置大小适宜的艾炷，点燃施灸，以皮肤红晕为度。

3. 气血虚弱 气海选用1.5寸或2寸毫针，直刺1~1.5寸，提插捻转得气后留针。血海选用1.5寸或2寸毫针，采用爪切进针法，直刺1~1.5寸，提插捻转得气后留针。

气血虚弱型也可在气海穴使用灸法，采用悬起灸或温灸盒灸均可。

4. 肾气亏损 太溪选用1寸或1.5寸的毫针，采用爪切进针法，刺入0.5~1寸，提插捻转得气后采用捻转补法，以拇指向前用力、针体左转为主。肾俞选用1寸或1.5寸的毫针，刺入0.5~1寸，提插捻转得气后采用提插补法，下插时用力重，上提时用力轻，出针后按压针孔。

肾气亏损型也可在两穴采用灸法，均可使用艾条温和灸，点燃艾条，对准穴位，距离皮肤2~3cm，以局部皮肤红晕为度。肾俞还可以采用隔姜灸，方法同前。

（三）其他疗法

1. 穴位贴敷法 可以在神阙进行穴位贴敷。选用行气活血、温宫散寒的药物（如吴茱萸、白芍、延胡索各30g，艾叶、乳香、没药各15g，冰片6g）研细末，每次用5~10g粉末，用白酒调成膏状，敷于脐部，再以胶布或敷料固定。

2. 拔罐法 对于瘀血阻络明显的患者，可采用十七椎、次髎、肾俞、中极、关元拔罐。选用大小适宜的火罐，用闪火法或贴棉法吸附于相应穴位，留罐10分钟左右，即可取罐。

3. 耳针法 取内分泌、内生殖器、肝、肾、皮质下、神门，每次选用3~5穴。如在行经期疼痛剧烈时，可采用毫针刺法强刺激，以迅速减轻疼痛；如在经前期疼痛，可采用王不留行籽，用医用胶布固定，嘱患者每日按压2~3次。

4. 电针法 对于疼痛剧烈者，可以采用电针疗法，选取1~2组四肢穴位，连接导线，采用连续波，强度以患者能够耐受为度。

【实训小结】

1. 针刺治疗痛经应该在经前3~7天开始，连续治疗3个月经周期为一疗程。

2. 痛经应注意辨别原发性或继发性，对于继发性痛经应注意原发病变的治疗。

3. 操作过程中手法不宜过强、过重，以患者耐受为度。

三、肥胖

【目的要求】

通过实习，掌握肥胖常用的针灸操作手法，能够独立进行相关操作。

【器材用具】

大托盘、1~2 寸毫针、消毒干棉球、75%酒精棉球、95%酒精棉球、电针仪、艾条、艾绒、生姜、火罐、凡士林、打火机、镊子、废物缸等。

【基本知识】

肥胖是指人体脂肪聚集过多，体重超过标准体重 20%以上。其基本病机为痰湿浊脂滞留，与胃、肠、脾、肾关系密切。

若伴有形肥体壮，皮肤油腻，喜汗出，消谷善饥，食欲亢进，口干欲饮，腹胀便秘，属阳明热盛；若形体胖大，伴有食纳较多，善食甘美肥腻，胸闷脘痞，平素多痰，倦怠恶热，舌胖苔厚，脉弦滑，属痰湿壅滞；若伴食欲不振，心悸气短，嗜睡懒言，面唇少华，大便溏薄，舌淡苔白，脉细弱，属脾胃虚弱；若伴有少气懒言，动则汗出，畏寒怕冷，头晕腰酸，月经不调或阳痿早泄，面色㿠白，舌淡苔薄，脉沉细，属肾阳亏虚。

肥胖的治疗以健脾除湿、化痰消浊为原则，以手足阳明经、足太阴经穴为主，主穴取曲池、天枢、阴陵泉、丰隆、大横。阳明热盛，加合谷、内庭、支沟；痰湿壅滞，加足三里、中脘；脾胃虚寒，加脾俞、足三里；肾阳不足，加关元、肾俞。

【实训方法】

（一）基本操作

患者取仰卧位。曲池选用 1.5 寸毫针，采用爪切进针法，直刺 0.8~1.2 寸，提插捻转得气后留针。天枢和大横均选用 1.5 寸或 2 寸的毫针，采用舒张进针法，刺入 1~1.5 寸，提插捻转得气后留针。阴陵泉、丰隆均选用 1.5 寸或 2 寸的毫针，采用单手进针法，刺入 1~1.5 寸，提插捻转得气后，可以采用提插补法，重插轻提，或采用捻转补法，以拇指向前、左转用力为主，出针后按压针孔。

（二）辨证配穴

1. 阳明热盛 合谷选用 1 寸或 1.5 寸毫针，采用爪切进针法，直刺 0.5~1 寸，提插捻转得气后可以采用捻转泻法，以拇指向后、右转用力为主，出针后不按压针孔。内庭选用 1 寸毫针，采用单手进针法，直刺 0.5~0.8 寸，提插捻转得气后留针。该穴也可采用放血法，穴位消毒后，一手持三棱针对准皮肤，快速刺入，挤压出少许血液。支沟选用1寸或1.5寸毫针，采用爪切进针法，直刺0.5寸~1寸，提插捻转得气后可以采用捻转泻法，以拇指向后、右转用力为主，出针后不按压针孔。

2. 痰湿壅滞 足三里选用1.5寸或2寸毫针，采用爪切进针法直刺1~2寸，提插捻转得气后采用提插补法，下插时用力重，上提时用力轻，出针后按压针孔。中脘选用1寸或2寸毫针，采用舒张进针法直刺1~2寸，提插捻转得气后采用捻转补法，以拇指向前、左转用力为主，出针后按压针孔。

3. 脾胃虚寒 足三里的操作同前。除此之外，足三里还可以配合灸法，选用温针灸，截取长1~2cm的艾条，扎孔后放置于针柄，点燃施灸；或者采用足三里隔姜灸，生姜切薄片扎孔后，放置大小适宜的艾炷，点燃施灸，以皮肤红晕为度。

4. 肾阳不足 关元需在排尿后进行针刺操作，选用2寸的毫针，采用舒张进针法，直刺1~1.5寸，提插捻转得气后施以提插补法，下插时用力重，上提时用力轻，出针后按压针孔。肾俞选用1寸或1.5寸的毫针，刺入0.5~1寸，提插捻转得气后采用提插补法，下插时用力重，上提时用力轻，出针后按压针孔。

两穴均可加用灸法，采用艾条悬起灸或温灸盒灸，以局部皮肤红晕不起疱为度。

（三）其他疗法

1. 耳针法 取口、胃、脾、肺、三焦、内分泌、皮质下，每次选用3~5穴，采用毫针刺法。或者用耳穴压丸法，用医用胶布固定王不留行籽，嘱患者在餐前或有饥饿感时，自行按压穴位2~3分钟，以增强刺激。

2. 埋线法 由于埋线法作用发挥时间长，治疗间隔时间久，故临床也常选用此法治疗肥胖。根据辨证分型，选取肌肉较为丰厚或脂肪较多的部位，用碘伏消毒并用酒精脱碘后，将装好羊肠线的埋线针刺入适宜深度，提插捻转得气后边退针边推针芯，将羊肠线埋于体内。然后用消毒纱布或创可贴覆盖针孔。

【实训小结】

1. 在治疗期间应叮嘱患者调控饮食，注意锻炼，尤其在体重下降后注意控制。

2. 患者应注意饮食规律，搭配合理，避免过度节食或饮食结构不合理，以清淡饮食为主。

3. 耳穴治疗每次只在单侧进行，左右交替。

4. 埋线操作时应注意无菌，避免操作区域污染。选择长度适宜的羊肠线，将线埋于肌肉和皮肤之间，不可过浅。有糖尿病、凝血功能障碍、严重过敏者不宜采用埋线法治疗，在操作前应仔细询问病史。埋线后局部有酸胀感为正常现象，通常埋线当日不可洗澡。若埋线后周围出现红肿，甚至溃烂，应及时就医，对症处理。

四、围绝经期综合征

【目的要求】

通过实习，掌握围绝经期综合征常用的针灸操作手法，能够独立进行相关操作。

【器材用具】

大托盘、0.5~2 寸毫针、艾绒、艾条、生姜、小刀、线香、镊子、灭灸器、打火机、消毒干棉球、75%酒精棉球、弯盘、锐器桶、废物缸、王不留行籽、胶布等。

【基本知识】

围绝经期综合征以绝经或月经紊乱、情绪不稳、潮热汗出、失眠、心悸、头晕等为特征，根据其临床表现可分为心肾不交、肝肾阴虚、脾肾阳虚三个证型。心悸怔忡，失眠多梦，潮热汗出，五心烦热，情绪不稳，易喜易忧，腰膝酸软，头晕耳鸣，舌红、少苔，脉沉细而数，为心肾不交；头晕目眩，心烦易怒，潮热汗出，五心烦热，胸闷胁胀，腰膝酸软，口干舌燥，尿少，便秘，舌红、少苔，脉沉弦细，为肝肾阴虚；头昏脑胀，忧郁善忘，脘腹满闷，嗳气吞酸，呕恶食少，神疲倦怠，腰酸肢冷，肢体浮肿，大便稀溏，舌胖大、苔白滑，脉沉细弱，为脾肾阳虚。

本病的治疗以百会、关元、肾俞、太溪、三阴交为主穴。心肾不交加心俞、神门、劳宫、内关；肝肾阴虚加风池、太冲、涌泉；脾肾阳虚加气海、脾俞、足三里。

【实训方法】

（一）基本操作

患者根据穴位所在位置采用仰卧位或俯卧位。百会选用 1 寸毫针，采用爪切进针法，针身与皮肤呈 15°夹角，沿皮刺入 0.3~0.5 寸，得气后采用捻转法。关元选用 1 寸或 1.5 寸毫针，采用爪切进针法，直刺 0.5~1 寸，得气后采用捻转补法，以针体左转、拇指向前用力为主。肾俞选用 1.5 寸或 2 寸毫针，采用爪切进针法，直刺 1~1.5 寸，得气后采用提插补法，下插时用力重，上提时用力轻，出针后按压针孔。太溪选用 0.5 寸或 1 寸毫针，采用单手进针法，直刺 0.3~0.5 寸，得气后采用捻转补法，以针体左转、拇指向前用力为主。三阴交选用 1.5 寸或 2 寸毫针，采用爪切进针法，直刺 1~1.5 寸，得气后采用提插补法，下插时用力重，上提时用力轻，出针后按压针孔。

（二）辨证配穴

1. 心肾不交 心俞选用 1 寸或 1.5 寸毫针，采用爪切进针法，向脊柱方向斜刺 0.5~0.8 寸，得气后采用捻转补法，以针体左转、拇指向前用力为主，出针后按压针孔。神门选用 0.5 寸或 1 寸毫针，采用单手进针法，直刺 0.3~0.5 寸，得气后采用捻转补法，以针体左转、拇指向前用力为主。劳宫选用 0.5 寸或 1 寸毫针，采用单手进针法，直刺 0.3~0.5 寸，得气后行捻转泻法，以针体右转、拇指向后用力为主。内关选用 1 寸或 1.5 寸毫针，采用爪切进针法，直刺 0.5~0.8 寸，得气后采用提插补法，下插时用力重，上提时用力轻，出针后按压针孔。

2. 肝肾阴虚 风池选用 1 寸或 1.5 寸毫针，采用单手进针法，针尖指向鼻尖，斜刺 0.8~1.2 寸，或平刺互透对侧风池，得气后施以提插泻法，下插用力轻，上提用力重，出针后不按压针孔。太冲选用 1 寸或 1.5 寸毫针，采用单手进针法，直刺 0.5~0.8 寸，针刺时注意避开血管和神经，得气后行捻转泻法，以针体右转、拇指向后用力为主。涌泉选用 1 寸或 1.5 寸毫针，采用爪切进针法，直刺 0.5~0.8 寸，得气后采用提插补法，下插时用力重，上提时用力轻，出针后按压针孔。

3. 脾肾阳虚 气海施以隔姜灸，将鲜姜切成 0.2~0.3cm 厚的薄片，中间用针刺数孔，将姜片置于气海穴处，再将艾炷放于姜片上，点燃施灸，不拘壮数。脾俞选用 1 寸或 1.5 寸毫针，采用爪切进针法，向脊柱方向斜刺 0.5~0.8 寸，得气后采用捻转补法，以针体左转、拇指向前用力为主，出针后按压针孔。足三里选用 1.5 寸或 2 寸毫针，采用夹持进针法，左手拇食指持少量无菌干棉球捏持针体段，右手拇食指持针柄，将针尖对准穴位，双手配合，迅速将针刺入皮下 1~1.5 寸，得气后施以提插补法，下插时用力重，上提时用力轻，出针后按压针孔。

（三）其他疗法

耳针法 选取皮质下、内分泌、内生殖器、肾、神门、交感等进行针刺或压丸，每次选 2~3 穴。先用碘伏消毒，再用 75%酒精棉球脱碘，左手拇指、食指固定耳廓，中指托着针刺部的耳背，右手拇食指持 0.5~1 寸毫针，快速直刺入耳穴 2~3 分，留针 20~30分钟；或将王不留行籽置于 0.5cm×0.5cm 大小胶布中央，贴于耳部穴位，并给予适当按压，使耳廓有发热、胀痛感，嘱患者每日按压数次，3~5 天更换一次。

【实训小结】

1. 使用耳穴压丸法过程中，应密切观察患者耳部皮肤情况，如出现破损应及时取下胶布，并在局部予以消毒，如有明显的红肿、疼痛及分泌物，可外涂消炎药膏，必要时应到五官科及时就医。

2. 围绝经期女性常出现情绪障碍和睡眠障碍，多有焦虑、抑郁等表现，针灸治疗可参考郁证、不寐等进行穴位加减。

五、蛇串疮

【目的要求】

通过实习，掌握治疗蛇串疮常用的针灸操作手法，能够进行独立进行相关操作。

【器材用具】

大托盘、1~2 寸毫针、消毒干棉球、75%酒精棉球、95%酒精棉球、电针仪、艾条、艾绒、生姜、火罐、凡士林、打火机、镊子、废物缸等。

【基本知识】

蛇串疮是指皮肤突发簇集性水疱，呈带状分布，痛如火燎的急性疱疹性皮肤病。发病初表现为局部皮肤刺痛灼热，皮色发红，继而出现簇集性粟粒样大小的疱疹，多沿神经分布呈带状排列，发生于身体的一侧，以腰、胁部最为常见。部分患者疱疹消失后仍可遗留疼痛。

疱疹色鲜红，灼热刺痛，口苦，心烦易怒，舌红，脉弦数，为肝经郁热；疱疹色淡红，起黄白水疱或渗水糜烂，身重腹胀，脘痞便溏，舌红，苔黄腻，脉濡数，为脾经湿热；疱疹消失后仍出现后遗疼痛，舌紫暗，苔薄白，脉弦细，为瘀血阻络。

本病的治疗以清热利湿、泻火解毒为原则，取局部穴位和相应的夹脊穴。肝经郁热配行间、大敦；脾经湿热配隐白、内庭；瘀血阻络配血海、三阴交。

【实训方法】

（一）基本操作

皮损局部阿是穴采用围刺法。在疱疹的头、尾各刺一针，两旁则根据疱疹带的大小选取1~3个点，向疱疹带中央沿皮平刺。也可在阿是穴采用三棱针散刺出血后加拔火罐。相应的夹脊穴采用毫针刺。若疼痛明显，可在夹脊穴和阿是穴处连接电针，行电针法。

（二）辨证配穴

1. 肝经郁热 行间可选用1寸的毫针，采用单手进针法，提插捻转泻法后出针。行间和大墩也可采用三棱针点刺，腧穴消毒后，用小号三棱针快速点刺，挤出少量血液后用消毒干棉球按压。

2. 脾经湿热 内庭选用1寸的毫针，采用单手进针法，提插捻转泻法后出针。隐白和内庭也可采用三棱针点刺，腧穴消毒后，用小号三棱针快速点刺，挤出少量血液后用消毒干棉球按压。

3. 瘀血阻络 血海选取1.5寸毫针，采用爪切进针法，刺入约1寸，得气后行提插捻转泻法，轻插重提。三阴交选取1.5寸毫针，刺入0.8~1寸，同样行提插捻转泻法。若操作过程中出现放电样感觉，则可能刺伤神经，应立即将针退至浅层。

（三）其他疗法

1. 火针法 取局部阿是穴、夹脊穴，采用碘伏消毒并用酒精脱碘，将火针放在酒精灯的外焰部分加热，烧至针尖通红后，点刺相应腧穴。急性期，点刺深度以达到疱疹基底部为度，疱疹消退后以点入皮肤为度，不可过深。阿是穴火针点刺后，还可加拔火罐，留罐5分钟后起罐。

2. 皮肤针法 本法多用于带状疱疹后遗神经痛。取局部阿是穴，严格消毒后，用皮肤针重刺激，以局部轻微出血为度。然后在皮损处采用艾条温和灸，皮肤出现潮红不起疱为佳。

3. 铺棉灸法 本法也多用于带状疱疹后遗神经痛。选用优质的脱脂棉，1cm×1cm×0.2cm大小，从边缘开始慢慢拉伸，将棉片拉伸为3cm×3cm×0.1cm的薄片，薄如蝉翼，放置于皮损部位，用打火机点燃施灸。如皮损大于1cm×1cm，可放置多块棉片施灸。一般可在皮损处灸3次。

【实训小结】

1. 针刺治疗期间应当积极配合抗病毒和营养神经的药物治疗。

2. 在针灸治疗过程中，尤其是使用火针、皮肤针和三棱针治疗时应注意严格消毒，避免感染。若感染化脓后，应尽快转移至外科治疗。

3. 采用铺棉灸法时不可用棉签上撕下的棉花制作棉片，棉片以薄如蝉翼、无洞为宜。施灸时应注意避风，以免将棉片吹起。治疗后若局部出现烫伤，可以外涂紫草油或烫伤膏。

4. 治疗期间饮食宜清淡，禁食辛辣、油腻、鱼虾、牛羊肉。

六、痤疮

【目的要求】

通过实习，掌握治疗痤疮常用的针灸操作手法，能够独立进行相关操作。

【器材用具】

大托盘、1~2寸毫针、消毒干棉球、75%酒精棉球、95%酒精棉球、电针仪、艾条、艾绒、生姜、火罐、凡士林、打火机、镊子、废物缸等。

【基本知识】

痤疮是好发于青春期的一种毛囊及皮脂腺的慢性炎症，多发于颜面、胸背等处。初起为粉刺或黑头丘疹，可挤出乳白色粉质样物，后期可出现脓疱、硬结、瘢痕。

颜面潮红，粉刺灼热，疼痛或有脓疱，舌红，苔薄，脉数，为肺经风热；皮疹红肿疼痛，脘腹胀满，便秘，尿赤，舌红，苔黄腻，脉滑数，为胃肠湿热；病情与月经周期有关，可伴有月经不调、痛经，舌暗红，苔薄黄，脉弦数，为冲任不调。

本病的治疗以清热解毒、散郁消痤为原则，以督脉和手足阳明经穴为主，取大椎、合谷、曲池、内庭、阳白、四白为主穴。肺经风热配少商、尺泽；胃肠湿热配足三里、阴陵泉；冲任不调配血海、三阴交。

【实训方法】

（一）基本操作

针刺大椎时，患者取坐位或俯卧位，采用单手进针法，略向上斜刺进针，得气后采用捻转泻法，以针体右转、拇指向后用力为主。也可在大椎用三棱针散刺后拔罐，以吸出少量瘀血为佳。合谷采用单手进针法，刺入浅层，得气后行捻转泻法，以针体右转、拇指向后用力为主。曲池采用爪切进针法，刺入1寸，得气后行提插捻转泻法，重提轻插，以拇指向后用力为主。也可在曲池消毒后，行三棱针散刺法，再拔火罐。内庭采用单手进针法，得气后行较大幅度的提插捻转手法，随即出针，留针时间短。也可在内庭消毒后用三棱针点刺法，挤出少量血液。阳白采用提捏进针法，向下平刺进针，进针后以捻转行针为主，得气后留针，不宜大幅度行针，以免引起滞针。四白采用爪切进针法，刺入0.5寸后，采用捻转法行针得气，留针期间可不行针，或给予小幅度捻转行针。不可采用提插法行针，也不可采用大幅度的行针手法，以免刺伤眶下孔内的血管和神经。出针后立即用消毒干棉球按压，以免出血，若出现皮下血肿应立即冰敷。

（二）辨证配穴

1. 肺经风热　少商可采用三棱针点刺出血。尺泽选用1.5寸毫针，采用爪切进针法，刺入0.8寸，不宜刺入过深，得气后采用提插捻转泻法，以重提轻插、拇指向后用力为主。

2. 胃肠湿热　足三里选用1.5寸毫针，采用爪切进针法，刺入1~1.2寸，得气后行提插泻法，轻插重提。阴陵泉选用1.5寸毫针，采用爪切进针法，刺入1寸，得气后行捻转泻法，以针体右转、拇指向后用力为主。两穴出针时均可摇大针孔。

3. 冲任不调　血海选用1.5寸毫针，刺入1寸左右，得气后采用提插补法，向下用力重，上提用力轻，出针后按压针孔。三阴交采用1.5寸毫针，采用爪切进针法刺入1寸，得气后采用平补平泻法，均匀提插捻转。

（三）其他疗法

1. 耳针法　取交感、肺、脾、胃、大肠、神门、内分泌、皮质下、肾上腺、面颊、耳尖。用75%酒精将耳廓消毒，从上述穴位中选取3~5穴，采用医用胶布将王不留行籽固定于相应的腧穴。嘱患者每日按压2~3次，每次5分钟。

对于辨证属于实证的患者，也可在耳尖穴经严格消毒后，用三棱针点刺放血，挤出少量血液，用消毒棉球按压针孔。

2. 三棱针法　可在大椎、肺俞、脾俞等穴用三棱针在腧穴局部由外向内环形散刺后拔罐，以吸出少量血液为佳。也可采用三棱针挑刺法治疗，在第1~12胸椎旁0.5~3寸范围内寻找阳性反应点，严格消毒后，用三棱针挑断皮下的纤维组织，并挤出少量的血液。每周1~2次。

3. 火针法　用碘伏消毒并用乙醇脱碘后，将火针放在酒精灯的外焰部分加热，烧至针尖通红后，点刺痤疮的皮损局部。点刺深度以达到痤疮基底部为度，不可过深。

【实训小结】

1. 在针灸治疗期间应叮嘱患者不要用手挤压痤疮，以免引起感染，遗留瘢痕。

2. 治疗期间饮食宜清淡，禁食辛辣、油腻、糖类食物。

3. 采用三棱针和皮肤针治疗时应注意严格消毒，避免感染。如要在面部使用火针，应注意询问患者是否为瘢痕体质，以免治疗后留有瘢痕。

第五章 常见疾病的推拿操作

第一节 骨伤科疾病

一、颈椎病

【目的要求】

通过实训，掌握颈椎病的常用推拿手法及流程，能够独立运用推拿技术治疗不同类型的颈椎病。

【器材用具】

滑石粉、爽身粉、黄芪霜、按摩油等。

【基本知识】

颈椎病又称颈椎综合征，是由于颈椎间盘退行性改变，颈椎骨质增生以及颈椎部损伤等原因引起脊柱内外平衡失调，刺激或压迫颈椎神经根、椎动脉、脊髓或交感神经而引起的一组综合征。

本病分为颈型、神经根型、椎动脉型、交感型、脊髓型5型。仅有颈肩疼痛不适，反复落枕，为颈型颈椎病；沿受刺激或压迫的颈脊神经走行方向有烧灼样或刀割样疼痛，伴针刺样或过电样麻感，为神经根型颈椎病；每当头部取过伸位或转向某一方位时，即出现位置性眩晕、恶心，为椎动脉型颈椎病；有植物神经紊乱证候群，为交感型颈椎病；进行性瘫痪，大小便功能障碍，为脊髓型颈椎病。

本病的治疗以舒筋活血、解痉止痛、整复错位为原则，治疗关键是建立颈椎新的平衡；临床主要取风池、缺盆、肩井、天宗、曲池、小海、合谷等穴，颈肩背及患肢；以㨰、拿捏、点揉、拔伸、屈伸旋转、搓、牵抖、拍打等为主要手法。

【实训方法】

（一）查体

1. 压痛：在病变节段间隙、棘突旁及其神经分布区可出现压痛。
2. 生理前凸减少或消失，脊柱侧凸。

3. 颈部肌肉张力增高，棘突旁有条索状或结节状反应物。

4. 特殊检查：椎间孔挤压试验、叩顶试验、臂丛神经牵拉试验、旋颈试验。脊髓型颈椎病查体见肢体张力增高，肌力减弱，肱二头肌腱、肱三头肌腱及膝腱、跟腱反射亢进，同时还可出现髌阵挛和踝阵挛、腹壁反射和提睾反射减弱，霍夫曼征和巴宾斯基征阳性。

（二）操作方法

1. 患者取坐位，术者站其后。先用小鱼际揉法、小鱼际㨰法放松患者颈肩背部的肌肉 3 分钟左右；接着用拇指与四指相对拿颈项及肩部，往返操作 10 遍，再用㨰法操作肩背及颈项部，并配合被动运动。

2. 用拇指指腹点揉风池 1 分钟，以酸胀感向头顶放散为佳；点揉太阳、百会、风府、天宗、曲池、合谷等穴各 1 分钟，以局部酸胀为度；弹拨缺盆、极泉、小海等穴，以手指有触电样感为宜；寻找阳性点筋结处进行拨筋、理筋。

3. 术者两前臂尺侧放于患者两肩部并向下用力，双手拇指顶按在风池上方，其余四指及手掌托住下颌部，嘱患者身体下沉，术者双手向上用力，前臂与手同时向相反方向用力，把颈牵开，持续 20 秒；接上势，边牵引边使头颈部前屈、后伸及左右旋转，其动度由小逐渐加大，当达到最大限度时结束手法。反复操作 5 次。

4. 拍打肩背部和上肢约 2 分钟；搓揉患肢肌肉，往返 4 次；牵抖上肢 20 次。

【实训小结】

1. 以上手法主要用于颈椎病的神经根型、椎动脉型、交感型，早期脊髓型颈椎病应慎用。脊髓型颈椎病推拿治疗效果不佳，或有进行性加重趋势，应考虑外科手术治疗。

2. 治疗椎动脉型颈椎病时手法宜轻柔，慎用运动关节类手法。在使用运动关节手法时，动作应缓慢，切忌暴力、蛮力和动作过大，以免发生意外。

二、落枕

【目的要求】

通过实训，掌握落枕的常用推拿手法及流程，能够独立运用推拿技术治疗落枕。

【器材用具】

滑石粉、爽身粉、黄芪霜、按摩油等。

【基本知识】

落枕是颈部突然发生疼痛、活动障碍，可自愈的一种病症。本病系因睡眠时枕头过高或过低，颈部位置不当或项背感受风寒等，睡醒后自觉颈部疼痛，活动受限。由于颈椎关节具有结构较平坦、关节囊松弛、滑动性较大、稳定性差的特点，睡眠时枕头高低不适或睡眠姿势不良，第 3~7 颈椎悬空，头颈部未能被支托，在肌肉完全放松的情况下，因颈部长时间屈曲或过度拉伸而致关节受损，如同时又感受风寒之邪侵袭，则更易诱发本病。因此，有部分学者把颈型颈椎病急性发作时称为落枕。落枕属于中医学“项筋急”范畴。

本病的治疗以舒筋活血、温经通络、解痉止痛为原则；临床主要取风池、风府、肩井、阿是穴、天宗、肩外俞等穴，颈肩背及患肢；以按、揉、弹拨、点、推、拿、牵引、旋转、擦等为主要手法。

【实训方法】

（一）查体

1. 压痛：颈项部受累肌肉有明显压痛点，一般受累肌肉有胸锁乳突肌、斜方肌、肩胛提肌。

2. 颈部肌肉疼痛紧张，常可触及胸锁乳突肌、斜方肌或肩胛提肌痉挛。

3. 可触及棘突偏移，或有棘突间隙的改变。被动活动颈部可诱发疼痛或使疼痛加剧。

（二）操作方法

1. 患者取坐位，术者站其后，先以㨰法、一指禅推法作用于患侧颈项部及肩部，反复3~5遍，同时配合颈项屈伸和侧屈被动活动；再以拇指按揉法作用于风池、风府、天宗、肩井、阿是穴等，每穴1分钟。

2. 患者取坐位，术者站其后，以拿法拿颈项部及风池、颈夹脊、肩井穴等，同时配合颈项屈伸运动，约3分钟。

3. 以弹拨法弹拨颈肩痉挛肌肉，以压痛点为重点，操作约3分钟。

4. 以擦法作用于颈项部及肩背部，以透热为度。

5. 若伴有棘突偏移可施以颈椎旋转定位扳法整复。

【实训小结】

1. 推拿治疗本病过程中，手法宜轻柔，切忌使用强刺激手法，防止发生意外。

2. 使用扳法不要过度追求关节弹响声，要用巧力，切忌使用暴力或蛮力。

三、腰椎间盘突出症

【目的要求】

通过实训，掌握腰椎间盘突出症的常用推拿手法及流程，能够独立运用推拿技术治疗腰椎间盘突出症。

【器材用具】

滑石粉、爽身粉、黄芪霜、按摩油等。

【基本知识】

腰椎间盘突出症又称腰椎间盘纤维环破裂症，是由于腰椎间盘的退变与损伤，导致脊柱内外力学平衡失调，使椎间盘的髓核自破裂口突出，压迫腰骶脊神经根或马尾神经而引起腰腿痛的一种病症。本病以腰臀部疼痛和一侧下肢放射痛为主要临床表现，可引起腰部运动障碍、主观麻木感、患肢温度下降等症状。

本病的治疗以舒筋通络、活血化瘀、松解粘连、理筋整复为原则，治疗的关键是建立腰椎新的平衡；临床主要取腰阳关、大肠俞、环跳、委中、承山、阳陵泉、绝骨等穴，腰臀、下肢后外侧；以按揉、点压、弹拨、拔伸、顶推、扳、踩跷、背、擦等为主要手法。

【实训方法】

（一）查体

1. 脊柱侧弯、腰椎前凸增大或腰椎曲线变平。

2. 压痛点：在 L4～L5 或 L5～S1 间隙、棘突旁有明显压痛，用力叩击痛处时，可引起下肢放射痛。在环跳、委中、阳陵泉等穴处常有不同程度的压痛。

3. 特殊检查：直腿抬高及加强试验、屈颈试验、挺腹试验、下肢后伸试验均呈阳性。

4. 跗趾背伸或跖屈力减弱或消失。L4～L5 突出为跗趾背伸力减弱或消失，L5～S1 突出为跗趾跖屈力减弱或消失。

5. 腱反射减弱或消失：L4 神经根受压，膝反射减弱或消失；L5 神经根受压，跟腱反射减弱或消失。

（二）操作方法

1. 患者取俯卧位，术者用按揉法和㨰法在患者脊柱两侧膀胱经及臀部、下肢后外侧施术 3～5 分钟，以腰部为重点，㨰法可配合腰部被动运动。

2. 术者用双手掌重叠用力，沿患者脊柱由上至下按压腰臀部，反复操作 2～3 遍；再用拇指或肘尖点压腰阳关、肾俞、环跳、承扶、委中等穴，约 3 分钟，以局部酸胀为度；并用拇指在腰痛点上做与肌纤维垂直方向的弹拨 10 次，再用揉法、弹拨法沿腰部及患侧坐骨神经分布区操作 3～5 分钟。

3. 患者取仰卧位，强制直腿抬高以牵拉坐骨神经，反复 5 次；患者取侧卧位，术者用腰椎定点斜扳法，左右各一次；然后在助手配合持续拔伸牵引的情况下，用拇指顶推或肘尖按压患处（与突出物方向相反），反复数次；患者取俯卧位，胸髋下分别垫枕，术者采用趾压踩跷法，持续 1 分钟。

4. 擦热腰骶部，以拍法结束治疗。

【实训小结】

1. 本病亦可采用踩跷法治疗，踩跷时特别注意双脚大脚趾所踩位置不能离脊柱中线过远，避免造成腰椎横突骨折。

2. 使用摩擦类手法时注意介质的运用，避免损伤皮肤。

四、急性腰扭伤

【目的要求】

通过实训，掌握急性腰扭伤的常用推拿手法及流程，能够独立运用推拿技术治疗急性腰扭伤。

【器材用具】

滑石粉、爽身粉、黄芪霜、按摩油等。

【基本知识】

急性腰扭伤是指腰骶、骶髂及腰背两侧的肌肉、筋膜、韧带、关节囊及滑膜等软组织的急性损伤，从而引起腰部疼痛及活动功能障碍的一种病症。本病俗称“闪腰岔气”，多发于青壮年体力劳动者。其多为间接外力所致，轻者为骶棘肌和腰背筋膜不同程度的损伤，较重者可发生棘上、棘间韧带损伤，严重者可发生滑膜嵌顿、后关节紊乱等。

本病的治疗以舒筋通络、活血散瘀、消肿止痛为原则；临床主要取肾俞、命门、腰阳关、大肠俞、环跳、委中等穴，腰臀部；以㨰、揉、点压、弹拨、推、扳、擦等为主要手法。

【实训方法】

（一）查体

1. 压痛：多有局限性压痛，压痛点固定，与受伤组织部位一致。

2. 腰部肌肉痉挛：多数患者有单侧或双侧腰部肌肉痉挛，多发生骶棘肌、胸腰筋膜等处，站立或弯腰时加重。

3. 脊柱侧弯：多数表现为不同程度的脊柱侧弯畸形，一般是脊柱向患侧弯曲。疼痛和肌肉痉挛解除后，此种畸形可自行消失。

（二）操作方法

1. 患者取俯卧位，自然放松。术者站于一侧，用㨰、揉等轻柔手法在局部施术3~5分钟。

2. 术者用拇指点压、弹拨等稍重刺激手法，依次点压肾俞、腰阳关、志室、大肠俞、环跳及阿是穴，约4分钟，在点压穴位时应加按揉或弹拨，以产生酸、麻、胀感为度；再以双掌根自上而下沿腰骶部直推，反复操作3~5遍。

3. 患者取侧卧位，术者施腰部斜扳法，左右各一次，以听到有弹响声为佳。

4. 直擦腰部两侧膀胱经，横擦腰骶部，以透热为度。

【实训小结】

1. 治疗时应根据患者的具体情况，选择轻重适宜的手法，以免加重损伤。

2. 操作扳法时应掌握好操作要领。

五、慢性腰肌劳损

【目的要求】

通过实训，掌握慢性腰肌劳损的常用推拿手法及流程，能够独立运用推拿技术治疗慢性腰肌劳损。

【器材用具】

滑石粉、爽身粉、黄芪霜、按摩油等。

【基本知识】

慢性腰肌劳损是指腰部软组织慢性损伤，或急性损伤未及时恢复遗留慢性损伤，从而引起腰腿痛等一系列症状。腰部多有劳伤或陈伤史，劳累、晨起、久坐加重，腰部两侧肌肉触之有僵硬感，痛处固定不移。腰部是人体重量负荷最大的部位，由于解剖学特点及生物力学的特殊性，容易受到外力作用及自然环境的影响，使腰肌经常受到不同程度的损伤。如长时间的强迫体位（弯腰、弓背）负重工作，使腰肌持续处于高张力状态，久之则引起腰肌及其附着点处的过度牵拉应力损伤，局部软组织出现血供障碍，充血、缺氧、渗出增加等炎性水肿反应，导致原发性腰肌劳损；或因腰部急性外伤，腰肌受损的组织未完全恢复或残留后遗症，或腰椎先天畸形，如脊柱隐裂、腰椎骶化、骶椎腰化，使局部组织对正常活动和负荷承受力下降，形成慢性劳损，出现恶性循环。中医学称本病为腰痛，属于"痹证"范畴。

本病的治疗以舒筋通络、行气活血、解痉止痛为原则；临床取三焦俞、肾俞、气海俞、大肠俞、关元俞、膀胱俞、志室、秩边等穴，腰臀部；以按、㨰、点压、弹拨、擦、拍击及被动运动等为主要手法。

【实训方法】

（一）查体

1. 压痛：腰背部压痛范围较广泛，压痛点多在骶髂关节面、骶棘肌、腰椎横突等部位。

2. 触诊时腰部肌肉紧张痉挛，或有硬结及肥厚感。

（二）操作方法

1. 患者取俯卧位，术者沿脊柱两侧足太阳膀胱经自上而下直推3~5遍。

2. 沿腰椎两侧足太阳膀胱经用掌根揉法、按揉法施术3分钟。对有下肢牵掣痛者，在患侧臀部及下肢前外侧用滚法、按揉法。

3. 点揉两侧三焦俞、肾俞、气海俞、大肠俞、关元俞、膀胱俞、志室、秩边等穴位，每穴1分钟，配合拇指弹拨紧张的肌索。

4. 沿腰部两侧膀胱经用掌擦法施术，横擦腰骶部，以透热为度。

【实训小结】

推拿治疗本病过程中，手法宜轻柔，切忌使用强刺激手法，防止发生意外。

六、肩关节周围炎

【目的要求】

通过实训，掌握肩周炎的常用推拿手法及流程，能够独立运用推拿技术治疗肩关节周围炎。

【器材用具】

滑石粉、爽身粉、黄芪霜、按摩油等。

【基本知识】

肩关节周围炎是指肩关节及其周围的肌腱、韧带、腱鞘、滑囊等软组织的退行性变和急慢性损伤，加之感受风寒湿邪致局部产生无菌性炎症，从而引起肩部疼痛和功能障碍的一种疾病，简称肩周炎。本病又名“五十肩”“冻结肩”“漏肩风”“肩痹”等，以体力劳动者多见，女性略多于男性。推拿治疗肩周炎有较好的疗效。

本病的治疗原则：初期疼痛较敏感者，疏通经络，活血止痛；后期粘连患者，松解粘连，滑利关节，促进关节功能的恢复。临床主要取肩井、肩髃、肩内陵、秉风、天宗、肩贞、曲池、手三里、合谷等穴，肩臂部；以滚、揉、拿捏、点压、弹拨、摇、扳、搓抖等为主要手法。

【实训方法】

（一）查体

1. 压痛点：在喙突、肩峰下、三角肌附着处、结节间沟及冈下窝（天宗穴）、肩胛内侧缘等处，常有不同程度的压痛。

2. 肩关节功能检查：做肩关节上举、外展、后伸、内收、内旋及外旋活动，观察并记录其活动幅度及粘连程度。

（二）操作方法

1. 患者取坐位，术者站于其患侧，用一手托住患者上臂使其微外展，另一手用滚法或拿揉法操作，约3分钟，重点在肩前部、三角肌部及肩后部，同时配合患肢的被动外展、旋外和旋内活动，以缓解肌肉痉挛，促进粘连松解。

2. 术者用点压、弹拨手法，依次点压肩井、秉风、天宗、肩内陵、肩贞、肩髃等穴，约5分钟，以酸胀为度。对有粘连部位或痛点施弹拨手法，以解痉止痛，剥离粘连。

3. 术者一手扶住患肩，另一手握住患者腕部或托住肘部，以肩关节为轴心做环转摇动，幅度由小到大，反复10次；然后再做肩关节内收、外展、后伸及内旋的扳动，各5次；接上势，术者用拿捏手法施于肩部周围，约2分钟，然后握住患者腕部，将患肢慢慢提起，使其上举，并同时做牵拉提抖，反复操作10次。

4. 用搓法从肩部到前臂，反复上下搓动3~5遍，并牵抖患肢15次，结束治疗。

【实训小结】

1. 运用手法要轻柔，不可施用猛力，以免造成骨折或脱位等严重损伤。

2. 治疗要循序渐进，不可急于求成。

七、肱骨外上髁炎

【目的要求】

通过实训，掌握肱骨外上髁炎的常用推拿手法及流程，能够独立运用推拿技术治疗肱骨外上髁炎。

【器材用具】

滑石粉、爽身粉、黄芪霜、按摩油等。

【基本知识】

肱骨外上髁炎是因急慢性损伤而致的肱骨外上髁周围软组织的无菌性炎症，以肘关节外侧疼痛、旋前功能受限为主要临床表现。本病因网球运动员好发，故又名“网球肘”。

本病的治疗以舒筋活血、通络止痛、理筋整复为原则；临床取曲池、手三里、少海、合谷等穴，前臂桡背侧；以揉、拿、点按、弹拨、擦等为主要手法。

【实训方法】

（一）查体

1. 压痛点：肱骨外上髁处、环状韧带或肱桡关节间隙处有明显压痛，以及沿伸腕肌行走方向有广泛压痛。

2. 特殊检查：前臂伸肌紧张试验阳性、密耳（Mill）试验阳性。

（二）操作方法

1. 患者取坐位或仰卧位，术者坐于患侧，用轻柔的㨰法从肘部沿前臂背侧治疗，往返10次左右，以舒筋通络。

2. 用拇指点揉曲池、手三里、尺泽、少海等穴2分钟，以局部酸胀为度，同时配合拿法沿伸腕肌往返提拿10次；术者右手持腕，使患者右前臂旋后，左手用屈曲的拇指端压于肱骨外上髁前方，其余四指放于肘关节内侧，右手逐渐屈曲肘关节至最大限度，左手拇指用力按压肱骨外上髁的前方，然后再伸直肘关节，同时术者左手拇指推至患肢桡骨头之前上面，沿桡骨头前外缘自后弹拨伸腕肌起点（或将前臂旋前，放置桌上，肘下垫物，术者用拇指向外方紧推邻近桡侧腕长、短伸肌，反复10次，弹拨范围可上下移动）。

3. 术者一手握患者肱骨下端，另一手握其腕部，对抗用力，拔伸肘关节。握腕部的一手同时做轻度的前臂旋转动作，左右扳动活动，握肱骨下端一手的拇指同时推顶肱骨小头。在拔伸过程中再做肘关节屈伸活动。

4. 用擦法自肘外侧沿伸腕肌操作2分钟，以透热为度，结束治疗。

【实训小结】

1. 急性损伤起病者，推拿治疗不宜过强刺激，以免产生新的损伤。

2. 强刺激手法操作时间不宜过长。

八、膝关节侧副韧带损伤

【目的要求】

通过实训，掌握膝关节侧副韧带损伤的常用推拿手法及流程，能够独立运用推拿技术治疗膝关节侧副韧带损伤。

【器材用具】

滑石粉、爽身粉、黄芪霜、按摩油等。

【基本知识】

膝关节侧副韧带位于膝关节的内、外侧，分为内侧副韧带和外侧副韧带。侧副韧带损伤属于中医学“膝缝伤筋”范畴。膝关节的生理外翻和膝部外侧易受暴力影响，内侧副韧带损伤的机会相当多，严重者可合并内侧半月板或交叉韧带的损伤。

本病的治疗以活血化瘀、消肿止痛为原则；临床主要取血海、阴陵泉、阳陵泉、足三里等穴，膝部；以㨰、点按、摇、擦、捋顺、揉捻等为主要手法。

【实训方法】

（一）查体

1. 膝内、外侧副韧带牵拉试验阳性。患者取仰卧位，下肢伸直。术者一手置膝外侧向内推，另一手握踝上使之外展，如膝内侧出现疼痛为阳性。关节明显松动者为内侧副韧带完全断裂，相反则为外侧副韧带损伤。

2. 如合并半月板或交叉韧带损伤者，可出现关节内积血、麦氏征阳性、抽屉试验阳性等。

（二）操作方法

1. 内侧副韧带损伤

（1）患者正坐床边，两腿屈膝下垂。助手坐在患者伤侧，双手固定住大腿下端。术者半蹲于患者正前方，一手由股外侧用拇指、食指扣住髌骨，拇指按住内侧副韧带受伤处，余三指在腘窝部拿住伤膝，另一手则由内侧握住伤肢踝部，轻轻环转摇晃6~7次。

（2）术者将患者伤肢屈曲盘膝，大腿外展、外旋，足跟尽量靠近健侧腹股沟部，用拿膝之手的拇指推揉伤处2分钟；然后术者站在伤肢外侧，用拿膝之手按住伤处，握踝之手与助手相对用力拔伸约1分钟。

（3）术者将患者伤肢拔直，用拇指在伤处捋顺2分钟；接着擦患处1分钟，结束治疗。戴护膝固定。

2. 外侧副韧带损伤

（1）患者取侧卧位，患肢在上，术者采用㨰法在膝外侧操作2分钟。

（2）一助手固定患者大腿下端。术者用一手拿膝，拇指按在伤处，另一手拿踝，做小腿摇法，与助手用力相对牵引1分钟；然后将患者膝关节屈曲，同时撤去助手，术者尽力使患者髋、膝关节屈曲，拿膝之手的拇指用力向股内侧推挤按压，将伤肢拔直。反复操作10次。

（3）术者用拇指在伤处捋顺2分钟，结束治疗。戴护膝固定。

【实训小结】

损伤初期，可用轻手法在膝关节内、外侧副韧带走行方向理顺断裂的肌纤维，用捋顺法促进消肿；韧带损伤基本愈合后可用手法解除粘连，帮助关节功能的恢复。

九、退行性膝关节炎

【目的要求】

通过实训，掌握退行性膝关节炎的常用推拿手法及流程，能够独立运用推拿技术治疗退行性膝关节炎。

【器材用具】

滑石粉、爽身粉、黄芪霜、按摩油等。

【基本知识】

退行性膝关节炎是指由于膝关节的退行性改变和慢性积累性损伤，引起膝关节软骨变性，关节增生，骨刺形成等病理改变，以膝关节疼痛、运动受限为主要临床症状的一种病症，又称为“增生性关节炎”“老年性关节炎”。本病以50岁以上中老年人为好发人群，多见于肥胖、体力劳动者、运动员。本病属于中医学“骨痹”范畴。

本病的治疗以舒筋通络、活血化瘀、松解粘连、滑利关节为原则；选择局部穴位为主，配合循经选穴，临床主要取鹤顶、膝眼、梁丘、血海、阴陵泉、阳陵泉、足三里、委中、承山等穴，患膝髌周部位；以㨰、按揉、弹拨、点按、摇、屈伸、擦等为主要手法。

【实训方法】

（一）查体

1. 压痛点：膝髌处有明显压痛点，膝关节活动受限。

2. X线检查：可见股骨、胫骨内外髁增生，胫骨髁间突变尖，胫股关节面模糊，髌股关节面变窄，髌骨边缘骨质增生，髌韧带钙化。

（二）操作方法

1. 㨰法 患者患肢腘窝部垫枕，术者沿其股四头肌、髌骨两侧及小腿前外侧施㨰法。

2. 按揉法配合弹拨法 用拇指在髌骨周围及膝关节间隙施以按揉法，在髌骨上施以掌揉法，并配合髌韧带的弹拨法。

3. 点按法 拇指点按膝眼、梁丘、血海、阴陵泉、阳陵泉、足三里、委中、承山等穴。

4. 摇法 术者一手扶患者膝关节，一手握其踝部，做膝关节摇法，同时配合膝关节屈伸、内旋、外旋的被动运动。

5. 擦法 在膝关节周围施以擦法。

【实训小结】

1. 推拿治疗不宜有过强的刺激，以免产生新的损伤。

2. 加强股四头肌锻炼。

十、踝关节扭伤

【目的要求】

通过实训，掌握踝关节扭伤的常用推拿手法及流程，能够独立运用推拿技术治疗踝关节扭伤。

【器材用具】

滑石粉、爽身粉、黄芪霜、按摩油等。

【基本知识】

踝关节扭伤是临床上常见的损伤之一，是由于行走时不慎踏在不平物上或腾空后足跖屈落地，足部受力不均，致踝关节突然内翻或外翻而造成踝部软组织损伤。中医学称为“踝缝伤筋”。本病包括踝部韧带、肌腱、关节囊等软组织的损伤，但主要是指韧带的损伤。

本病的治疗原则：急性期宜活血化瘀，消肿止痛；慢性期宜理筋通络，滑利关节。临床主要取承山、昆仑、足三里、太溪、绝骨、解溪、太冲等穴；新鲜踝关节扭伤宜采用点、踝关节摇、拔伸、捋顺及戳按等手法，陈旧性踝关节扭伤宜采用按揉、捋、拔伸、擦及踝关节摇等手法。

【实训方法】

（一）查体

踝关节被动内、外翻并跖屈时，局部疼痛剧烈。如足内翻跖屈时，外踝前下方出现疼痛，且有明显局部压痛。

（二）操作方法

1. 新鲜踝关节外侧韧带扭伤

（1）患者取侧卧位，伤肢在上，助手用双手握住患者伤侧小腿下端，固定肢体，术者用双手相对拿住患足，两手拇指按住外侧伤处，环转摇晃踝关节 8 次；用力将足跖屈并内翻位拔伸，然后将足外翻，拇指在伤处进行戳按，反复操作 5 次。

（2）患者取坐位，术者坐在其对面，用一手由外侧握住患足踝部，拇指按压于伤处，另一手握住患足跖部，做踝关节环转摇法 10 次；在拔伸状态下将足跖屈后背伸，按压伤处的拇指则用力向下戳按，反复操作 4 次。

（3）点上述各穴约 3 分钟，以有酸胀感为佳，结束治疗。将足外翻位固定 1 周，可配合外敷消肿止痛中药。

2. 新鲜踝关节内侧韧带损伤

（1）患者取侧卧位，伤肢在下，助手用双手握住患者伤侧小腿下端，固定肢体，术者用双手相对拿住患足，两手拇指按住内侧伤处，环转摇晃踝关节 8 次；用力将足外翻位拔伸，然后将足内翻，拇指在伤处戳按，反复操作 5 次。

（2）患者取坐位，术者坐在其对面，用一手由内侧握住患足足跟部，拇指按压于伤处，另一手握住患足跖部，做踝关节环转摇法 10 次；在拔伸状态下将足内翻后背伸，按压伤处的拇指则用力向下戳按，反复操作 4 次。

（3）点上述各穴约 3 分钟，以有酸胀感为佳，结束治疗。将足内翻位固定 1 周，可配合外敷消肿止痛中药。

3. 踝扭伤恢复期（或慢性期）

（1）患者取仰卧位，术者用一手由内侧握住患足足跟部，另一手握住患足跖部，做踝关节环转摇法数次。

（2）术者用拇指按揉患者踝周痛点约 2 分钟，接着双拇指顺肌腱韧带的走向推捋 10 次；然后，患侧膝关节伸直，一助手用双手握住患者患侧小腿下端，固定肢体，术者用双手相对拿住患足，用力持续拔伸踝关节，并在患踝有松动感时顿拉一下，如有弹响声则更佳。

(3) 擦热踝部。

【实训小结】

踝关节扭伤多有外伤史，因此在治疗前应排除骨折与脱位以及韧带断裂，同时还要观察局部肿胀是否严重，若有上述情况则应暂不做手法治疗，等肿胀消退或骨折、脱位痊愈后方可采用手法治疗。

第二节　内科病症

一、失眠

【目的要求】

通过实训，掌握失眠的常用推拿手法及流程，能够独立运用推拿技术治疗不同证型的失眠。

【器材用具】

滑石粉、爽身粉、黄芪霜、按摩油等。

【基本知识】

失眠又称“不寐”，是指睡着的时间较平常明显减少，且影响人的生活质量，使体力与脑力降低的一种病证。轻者难以入寐，或睡中易醒，醒后不能再寐；重者可彻夜不能入寐。导致不寐的因素与心、脾、肝、肾及阴血不足有密切关系，其病理变化总属阳盛阴衰，阴阳失调。本病常分为心脾两虚、心肾不交、痰火扰心、肝火扰心四个证型。

本病的治疗以调理脏腑、镇静安神为原则；临床主要取印堂、神庭、太阳、睛明、百会、风池、肩井、中脘、气海、关元、心俞、肝俞、脾俞、胃俞、肾俞、命门等穴；以一指禅推、抹、按揉、扫散、拿等为主要手法。

【实训方法】

(一) 基本操作

患者取坐位，术者用一指禅推法从印堂向上推至神庭，往返3遍；再从印堂向两侧沿眉弓推至太阳，往返3遍；然后从印堂开始沿眼眶周围治疗，往返3遍。沿上述部位用双手抹法治疗5~6遍。指按揉印堂、攒竹、睛明、百会，每穴1分钟。用扫散法在头两侧胆经循行部位治疗，每侧20次。拿五经、肩井，时间为2~3分钟。患者取仰卧位，术者用掌摩法先顺时针方向摩腹，再逆时针方向摩腹，时间约5分钟。指按揉中脘、气海、关元，每穴1分钟。患者俯卧位，术者按揉心俞、肝俞、脾俞、胃俞、肾俞、命门等部位，时间约 5 分钟。

（二）辨证加减

1. 心脾两虚

（1）按揉神门、足三里，每穴 2 分钟。

（2）直擦背部督脉，以透热为度。

2. 心肾不交

（1）推桥弓 20 次。

（2）擦两侧涌泉穴，以透热为度。

3. 肝火扰心

（1）按揉肝俞、胆俞、期门、章门、太冲，每穴 2 分钟。

（2）搓两胁，时间约 2 分钟。

4. 痰火扰心

（1）按揉神门、内关、丰隆、足三里，每穴 1 分钟。

（2）横擦脾俞、胃俞，以透热为度。

【实训小结】

1. 注意手法补泻原则。
2. 轻手法兴奋，重手法抑制，注意不同时间手法的轻重。

二、头痛

【目的要求】

通过实训，掌握头痛的常用推拿手法及流程，能够独立运用推拿技术治疗不同证型的头痛。

【器材用具】

滑石粉、爽身粉、黄芪霜、按摩油等。

【基本知识】

头痛指由于外感与内伤，致使脉络拘急或失养，清窍不利所引起的以自觉头部疼痛为特征的一种常见病证，也是一个常见症状。头为诸阳之会，凡外感或内伤皆能引起气血不利，经脉不调，清阳不升而发生疼痛。太阳头痛，多为头后部痛，下连项；阳明头痛，痛在前额及眉棱处；少阳头痛，在头之两侧；厥阴头痛，痛在颠顶部，连及目系。头痛还可分为外感头痛和内伤头痛，外感头痛有风寒头痛、风热头痛、风湿头痛 3 个证型；内伤头痛有肝阳头痛、血虚头痛、痰浊头痛、瘀血头痛、肾虚头痛 5 个证型。

本病的治疗以行气活血、疏经通络、镇静止痛为原则，临床主要取印堂、头维、太阳、阳白、百会、肩井、风池等穴；以一指禅推、按揉、击、拿、梳等为主要手法。

【实训方法】

（一）基本操作

患者取坐位，术者先用一指禅推法从印堂开始，向上沿发际至头维、太阳，往返5遍。然后按揉印堂、阳白、太阳、百会，每穴约1分钟。用指尖击法从前额部向后颈部反复叩击5分钟。用拿法从前额发际处拿至风池，再从风池拿至大椎，反复操作3分钟；拿风池、肩井，每穴约2分钟。用一指禅推法沿颈部两侧膀胱经、督脉上下往返操作5分钟。

（二）辨证加减

1. 风寒头痛

（1）按揉肺俞、风门，每穴约2分钟。

（2）直擦背部两侧膀胱经，以透热为度。

2. 风热头痛

（1）拿曲池、合谷，每穴约1分钟。

（2）按揉大椎、肺俞、风门，每穴约1分钟。

（3）用拍法拍击背部两侧膀胱经，以皮肤微红为度。

3. 风湿头痛

（1）按揉大椎、合谷，每穴约2分钟。

（2）提捏印堂及项部皮肤，以皮肤透红为度。

（3）用拍法拍击背部两侧膀胱经，以皮肤微红为佳。

4. 肝阳头痛

（1）推桥弓，从上而下，每侧各推30次左右，两侧交替进行。

（2）按揉肝俞、阳陵泉、太冲、行间，每穴约1分钟。

5. 血虚头痛

（1）按揉三阴交、膈俞，每穴约1分钟。

（2）掌摩腹部5分钟。

（3）直擦背部督脉，以透热为度。

6. 痰浊头痛

（1）按揉中脘、天枢，每穴约2分钟。

（2）摩腹部5分钟左右。

（3）按揉脾俞、胃俞、足三里、丰隆，每穴约1分钟。

7. 肾虚头痛

（1）按揉肾俞、命门、腰阳关、气海、关元，每穴约2分钟。

（2）直擦背部督脉，横擦腰骶部，以透热为度。

8. 瘀血头痛

（1）按揉攒竹、太阳，每穴约2分钟。

（2）按揉合谷、血海、太冲，每穴约2分钟。

（3）擦前额部，以透热为度。

【实训小结】

注意手法补泻原则。

三、中风

【目的要求】

通过实训，掌握中风恢复期和后遗症期的常用推拿手法及流程，能够独立运用推拿技术治疗中风恢复期和后遗症期。

【器材用具】

滑石粉、爽身粉、黄芪霜、按摩油等。

【基本知识】

中风是由于气血逆乱，风、火、痰、瘀，导致脑脉痹阻或血溢脉外，临床以突然昏仆、半身不遂、口舌㖞斜、言语謇涩、偏身麻木为主症。本病依据脑髓神经受损程度的不同，有中经络、中脏腑之分。推拿疗法主要用于中经络和中风恢复期、中风后遗症期，包括偏瘫、肢体瘫痪、口眼㖞斜、语言障碍、吞咽困难，并可伴有颜面麻木、手足麻木、沉重或手指震颤、疼痛等症。

推拿疗法主要用于中经络和中风恢复期、中风后遗症期，疏通经脉，调和气血，以促进功能的恢复为主。中脏腑的患者应综合抢救治疗。临床主要取印堂、神庭、睛明、太阳、阳白、鱼腰、迎香、下关、颊车、地仓、水沟，头侧部；肩髃、臂臑、曲池、手三里，上肢部；环跳、承扶、殷门、委中、承山，腰部、骶部、下肢后侧部。以推、按、揉、扫散、拿、擦、一指禅推、摇、抖、搓、捻、拍打为主要手法。

【实训方法】

（一）基本操作

患者取仰卧位，术者先推印堂至神庭，继之用一指禅推法自印堂依次至睛明、阳白、鱼腰、太阳、四白、迎香、下关、颊车、地仓、水沟等穴，往返2遍。然后推百会1分钟，并从百会横行推到耳廓上方发际，强度要大，以微有胀痛感为宜。揉风池1分钟，同时用掌根轻揉痉挛一侧的面颊部。以扫散法施于头部两侧少阳经，拿五经，擦面部。后搓、抖上肢，捻五指。患者由仰卧位改为侧卧位，术者先拿揉患者肩关节前后侧，继之拿揉肩关节周围，再移至上肢，依次拿揉上肢的后侧、外侧与前侧，往返2~3遍；然后按揉臂臑、曲池、手三里等，每穴约1分钟；轻摇肩关节、肘关节及腕关节，拿捏全上肢10遍；点按膀胱经夹脊穴及八髎、环跳、承扶、殷门、委中、承山等；拍打腰骶部及背部；擦背部、腰骶部及下肢后侧，拿风池、按肩井，拿患肢外侧、前侧、内侧，往返3遍；按揉髀关、风市、伏兔、血海、梁丘、足三里、三阴交等穴，每穴约1分钟；轻摇髋、膝、踝等关节。

（二）随症加减

1. 语言謇涩 重点按揉廉泉、通里、风府、哑门。

2. 口眼㖞斜 抹瘫痪一侧面部，轻轻推抹5分钟，然后重按颧髎、下关、瞳子髎。

3. 口角流涎 按揉面部一侧与口角部，推摩承浆。

【实训小结】

运动关节时应要求患者主动运动配合治疗。

四、便秘

【目的要求】

通过实训，掌握便秘的常用推拿手法及流程，能够独立运用推拿技术治疗不同证型的便秘。

【器材用具】

滑石粉、爽身粉、黄芪霜、按摩油等。

【基本知识】

便秘是指大便秘结不通，排便时间延长或排便困难，临床可见于多种病证中。饮食入胃，经脾胃运化，吸收其精微，所剩糟粕由大肠而出，成为粪便。如果脾胃运化和大肠传导功能正常，则大便通畅；若肠胃受损，或其他原因影响肠胃功能，可发生便秘。

大便干结，腹胀，口干口臭，尿赤，舌红，苔黄，脉滑数，为热秘；欲便不得，腹中胀痛，嗳气频作，胸胁胀满，苔薄腻，脉弦，为气秘；大便艰涩，排除困难，腹中冷痛，面色㿠白，四肢不温，小便清长，舌淡，苔白，脉沉迟，为冷秘；有便意而排出不畅，便质不干硬，神疲气怯，面色无华，头晕心悸，舌淡嫩，苔薄，脉细弱，为虚秘。

本病的治疗以润肠通便、调理气机为原则，临床主要取中脘、天枢、大横、肝俞、脾俞、胃俞、肾俞、大肠俞等穴；以一指禅推、摩、按、揉等为主要手法。

【实训方法】

（一）基本操作

患者取仰卧位，术者以轻快的一指禅推法施于中脘、天枢、大横，每穴约1分钟；用掌摩法以顺时针方向摩腹约5分钟。患者改为俯卧位，术者用轻快的一指禅推法，沿脊柱两侧从肝俞、脾俞往返施术，时间约5分钟；用轻柔的按揉法在肾俞、大肠俞施术，每穴约2分钟。

（二）辨证加减

1. 热秘

（1）按揉大肠俞、支沟、曲池，以酸胀为度。

（2）从足三里向下推至下巨虚，约5分钟。

2. 气秘

（1）按揉膻中、膈俞，中脘、章门、期门、肺俞、肝俞，均以酸胀为度。

（2）横擦胸上部，以透热为度；斜擦两胁，以微热为度。

3. 虚秘

（1）横擦胸上部，以透热为度。

（2）按揉足三里、脾俞，每穴约2分钟，可配合捏脊3遍。

4. 冷秘

（1）横擦肩背部，腰部肾俞、命门，骶部，以透热为度。

（2）直擦背部督脉，以透热为度。

【实训小结】

实证以通降为顺，可每日操作一次。虚证手法宜轻，每次治疗时间较长，疗程亦长。